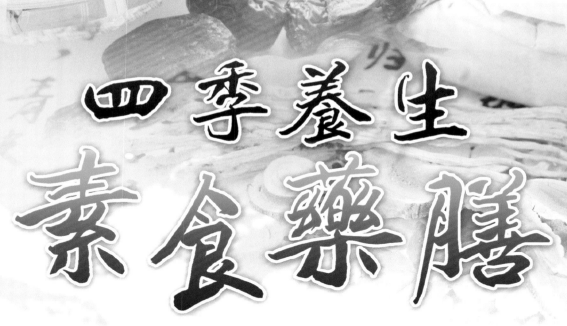

四季養生
素食藥膳

康金龍、蘇美華◎著

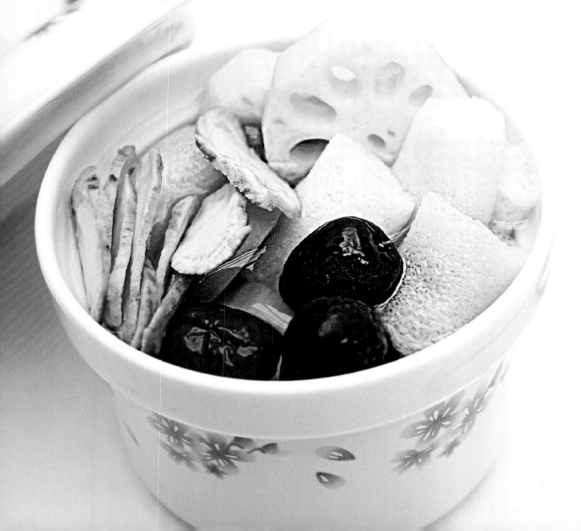

自序一

　　近年來，素食的人口有愈來愈多的趨勢，從因素角度的區別，有宗教因素、健康因素或環境因素等，雖然有不同的理念，但最終的目的就是離葷茹素。宗教因素有較嚴格的要求，佛教五辛菜（大蒜、小蒜、蔥、韭菜、洋蔥），道教五葷菜（韭菜、蒜、蕓薹、胡荽、薤）暨動物性食材是絕對禁止沾口。健康因素則因慢性病的顧忌，必須選擇素菜，遠離葷食油脂。再則環境因素，隨著環保意識的抬頭，許多人也改變了飲食習慣，參與茹素的行列，或者出門在外，一切將就，所謂的鍋邊菜，只吃菜不吃肉。飲食的習慣雖諸多不同，但一個原則，就是不能偏離而影響到身體健康。

　　本書的用意是透過傳統中藥藥材養生的特性，融合在素食的食材中，並且以溫、熱、寒、涼四氣，配合辛、甘、酸、苦、鹹五味，利用天然藥材的屬性，來改變食材的性質。素食食材大致運用蔬菜類、菇菌類、堅果類或豆製品類等，素食的蔬菜可食用皆屬偏寒性，偶爾少食並無大礙，但長期的食用體質可能會偏寒，如果配合辛溫藥材則可矯正偏寒之味。中醫養生講究體質的調整，體質的區分有氣虛、血虛、陽虛、陰虛、濕熱、瘀血、氣鬱等不同的生理表現，而長期茹素者，營養上有可能缺乏，造成體質的改變，產生一些屬亞健康族群的表現，所以本書與其他素食書不一樣的地方，就是在這方面力求吃素者也同樣能吃出健康的素食。

　　蘇美華老師以她十幾年養生素食教學經驗，特別以獨特的手藝和中醫藥的內涵，表現在本書的每一道膳食，不僅在視覺、味覺上的嚴謹表現，更求每道素食佳餚皆能符合保健的作用。本書的撰寫與寺廟素食或以前宮廷素食不一樣，盡量以平易食材，輕易製作為原則，讓人在茹素生活中也能體現健康與樂趣！筆者所知有限，還請同道先進不吝指教。

康金龍 謹識

自序二

　　生活腳步越來越緊張，衣、食、住、行，處處是危害健康的來源。亞健康的人越來越多，於是飲食有了新的選擇，一般對素食的認知，僅可能和「出家」聯想在一起。素食食材的來源，不外乎青菜、菇菌類、豆製品等。對於一般五腥（辛）類（蔥、大蒜、韭菜、洋蔥、小蒜）的食物，皆避而遠之。

　　《大佛頂首楞嚴經》中有記載「五葷菜」，五葷是大蒜、小蒜、蔥、韭菜、興渠（洋蔥）。根據現代化學分析，五辛之臭是因含有二硫化物等黃色臭油質，有特殊的滲透臭，散發極臭的辛辣氣味。其中除洋蔥外，蔥、蒜、薤、韭為同一百合科植物，學名皆有Allium，即為丙烯基，具催淫增慾作用，又稱為蒜臭基（Allyl），極臭，所以五辛同臭增慾。據《達摩寶傳》記載，修行人食五葷會傷五臟——蔥傷腎，蒜傷心，韭傷肝，菸傷肺，薤傷脾，修行人要修得五氣朝元，必須戒此五葷。然豆製品的缺點，有的必須經過油炸，油品質的來源是否安全，豆製成品是否添加防腐劑或其他化學用品等……長期食用對尿酸患者會有其一定的影響。

　　就中醫養生的觀點，除了宗教修行外，「健康素食」是不錯的選擇。所謂健康素，其實跟素食餐一樣，只不過對於五腥的食材較無限制，更可以利用中藥藥材來製作健康養生的藥膳。

　　本書以中醫醫學理論為基礎，配合季節節令的不同，在春、夏、秋、冬四季天然氣候的轉變中，針對人體心、肝、脾、肺、腎的五臟作一養生保健。然素食的食材有諸多的限制，菜餚變化不多，長期單純的飲食，有可能對身體健康與體質有所影響。所以本人以多年教學心得，願與十方大德分享，利用素食的食材，搭配中藥藥材，製作色香味俱全的養生素食餐，以期茹素者也能吃出健康。作者才疏學淺，請先進、前輩不吝指教。

蘇美華 謹識

前言

中醫常云：「是故聖人，不治已病，治未病，不治已亂，治未亂。」預防醫學為傳統醫學最高的醫療境界。老祖宗的智慧，以天人合一的養生觀念，運用大自然的規律，配合人體氣血的運行進行調理，來達到養生益壽的目的。

中醫學養生的基本理論，對人的生命、認知、保健、治療均源於天地四季。人的身體是一個小天地，《六韜·文韜·守國第八》指出，「春道生，萬物榮；夏道長，萬物成；秋道斂，萬物盈；冬道藏，萬物靜。」大自然中的植物經春而生發，經夏而茂長，經秋而落葉，遇冬則添根。這也印證萬物受陽氣升、浮、降、沈的圓運動，人也不例外。一年四季春、夏、秋、冬，隨著自然的轉化成二十四節氣，人也跟隨著這自然春夏陽氣升發、秋冬陽氣潛藏的節奏來生活。順應陰陽的變化，不能「逆陰陽」，違反陰陽的變化規律。《黃帝內經·素問》指出，陰陽四時是自然萬物生發消亡根本所在。「春夏養陽，秋冬養陰」中醫觀點：春夏時節，萬物多藏中復甦、生發，以致繁榮茂盛，是陽氣的象徵；秋冬之令，萬物漸趨結實，肅殺而致閉藏，是陰氣主政，人體以陰氣為主導，順應自然變化以潛藏陽氣，滋養陰精。

中醫從四季的轉變，配合人體五臟運行，春天養肝屬木，開竅於眼睛，從立春之日起，經過雨水、驚蟄、春分、清明、穀雨到立夏之日止，陽氣經過多天的密藏，由弱轉旺，自然界萬物生發，到處生機勃勃，稱為少陽，肝膽之氣通少陽春生之氣，春季養肝氣，用飲食調理主要增強機體的陽氣，達到保肝的目的。夏季養心屬火，開竅於舌頭，經立夏、小滿、芒種、夏至、小暑、大暑到立秋為止，夏令屬火，為火熱之氣所化，夏季暑熱大地蒸騰，烈日炎炎，雨水充沛，萬物結果成實，《素問·臟器法時論》說：「心主夏，手少陰太陽主治。」夏季在人身主氣是心與小腸，所以夏季養生要以心氣保健為主，飲食調理以清熱降火、溫養為宜。長夏養脾屬土，開竅於嘴唇，脾胃是人的後天之本，五臟生發、潛藏，需要消耗物質基礎，脾胃就是供應的來源，「脾主四時」，一年四季都要調好脾胃外，在長夏更應補脾健胃，強土培金以強肺。秋季養肺屬金，開竅於鼻

子，經立秋、處暑、白露、秋分、寒露、霜降爲止，自然界在此時陽氣漸降，陰氣漸盛，秋分以後陰氣當令，萬物經春發、夏長、開花結果，秋季正是成熟收斂的時候。然秋高氣爽、清涼乾燥，大地一片秋燥的景象，養生原則宜潤肺與養陰，肺主氣，具肅降功能，應防秋燥的侵襲，影響肺肅降之氣。冬季養腎屬水，開竅於耳朵，經立冬、小雪、大雪、冬至、小寒、大寒止，自然界陽氣潛藏於內，陰氣當令，萬物必藏，人體陽氣也順應天地陰陽升降的規律，腎氣通於冬令，與自然界閉藏之氣相通，冬季飲食調理主要需養腎精，補腎陽，爲來春實作準備。春發、夏長、秋收、冬藏的不變規律，順應人體的起伏變化，符合「順四時、應天命」的養生原則。

五臟的特性是，肝是剛臟，有「將軍之官」稱號，肝藏血、主筋、怕鬱，春天養肝有助肝的疏泄和條達。心爲「君主之官」，是人體的總指揮，心主神明，一家之主、一國之君，號領五臟，夏季養心，心靜自然涼，心浮則氣躁，心神不定難爲稱職的君王。心又爲「陽中之陽」，屬火，心火不能太過，太過則腎水不溫，腎水不溫則影響生殖的功能。長夏養脾，長夏居於夏至與立秋之間，稱爲三伏天，脾稱「倉廩之官」，爲後天之本，主運化，氣血化生之源，喜燥惡濕是其特性，長夏之季常是傷脾之最，因氣候炎熱過度地攝取冰、寒、涼食物，導致脾受損。秋季養肺，肺爲「相搏之官」，一人之下、萬人之上，又稱「嬌臟」，怕寒、怕熱、怕燥，喜清新的空氣，肺主肅降與升發，陽氣上升，需靠肺之肅降功能來平衡，秋季氣候寒涼，陽氣開始潛藏，所以是肺肅降最佳的時機，也是養肺的時候。冬天養腎，腎爲「做強之官」，也爲「封藏之本」，腎藏精、精生髓、髓充骨，所以腎主骨，力之源。一年之計在於春，一年之根在於冬，冬季陽氣收藏，萬物生機潛藏，冬季養腎，就是爲春季「生發」蓄藏能量而準備。

既爲「人」就有體質的區別，素食或葷食在飲食習慣不同之下，就會產生體質的變化，長期茹素攝取的食材大部分偏寒、偏油，尤其每天面對危及健康的環境問題，食安的問題如油、蔬菜、水果，農藥、激素殘留……等；衣著的問題如染色、漂白劑……等；住安的問題如輻射屋、潮濕環境……等；行安的問題如噪音、髒亂環境……等；長期的接觸，對五臟會有一定的影響。因此，葷食或素食四季的保健，不因飲食習慣的不同，而有所差異。尤其在嚴寒的冬季，葷食者可以坊間常見的當歸鴨、薑母鴨、燒酒雞、麻油雞、藥燉排骨、羊肉爐……等，來爲身體做適度的進補以禦寒暖身，但是素食者少了這些食材，要怎麼來進補呢？

筆者以中醫淺見，運用四季的調補方法，配合素食的藥材與食材相互作用，期能對長期茹素者的健康有所幫助，達到養生保健的目的！

目錄 Contents

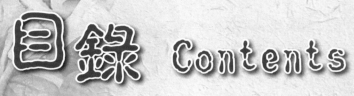

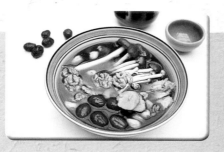
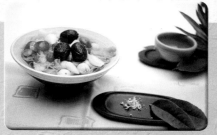

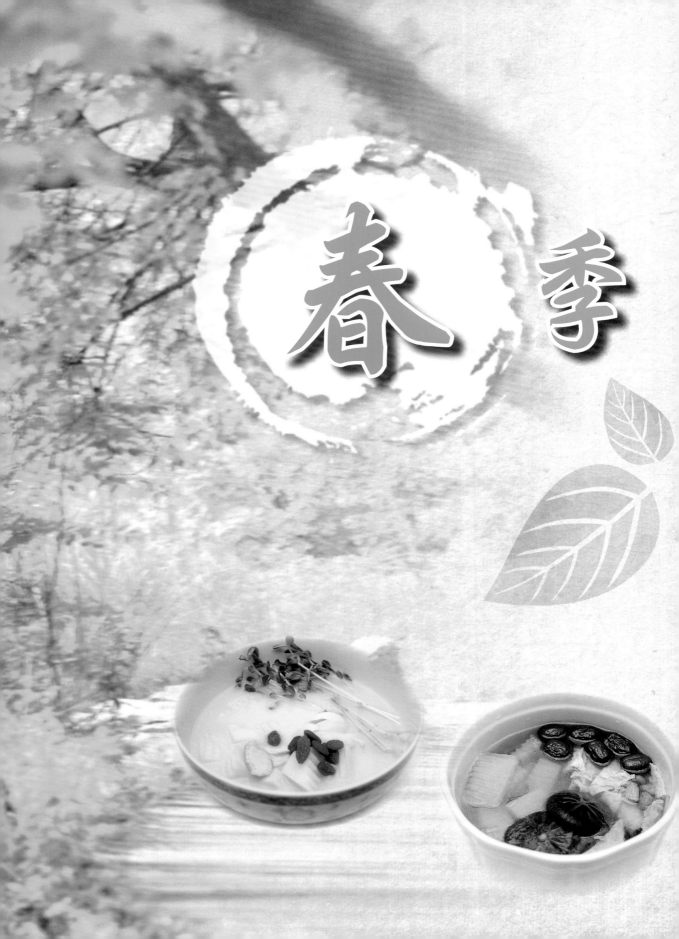

春季

養生
保健藥膳

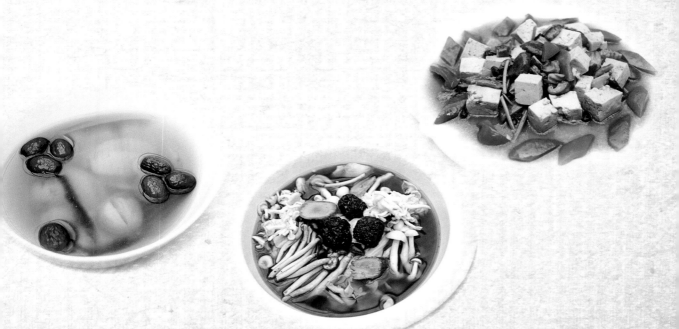

花旗養生湯

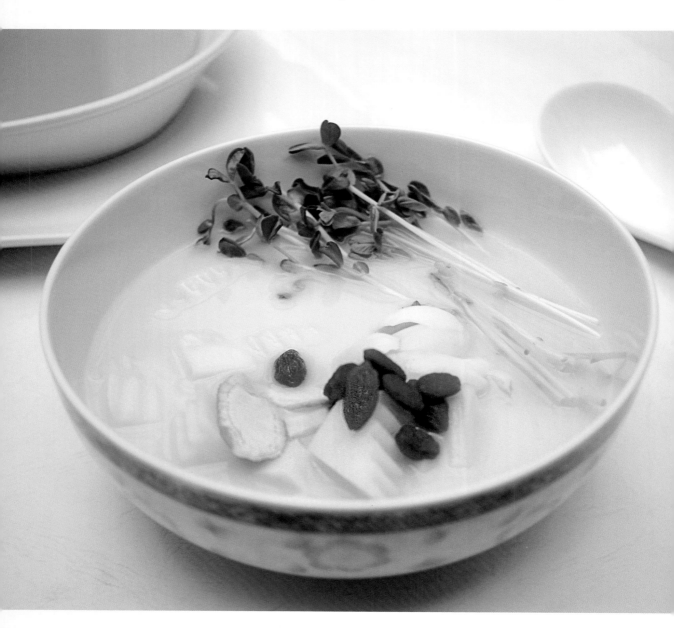

材料

花旗參2錢、黃耆5錢、枸杞5錢、大棗12粒、乾百合5錢、馬鈴薯1個（約300公克）、豌豆苗1盒（約150公克）、無糖豆漿500cc

做法

1. 將黃耆、枸杞、大棗放入鍋中（容器宜用有蓋子的砂鍋、陶瓷鍋、玻璃鍋或不鏽鋼鍋），用1500cc水大火煮開，轉文火（加蓋後能煮滾為主），續熬煮40分鐘備用。
2. 豌豆苗洗淨備用。
3. 將花旗參及乾百合快速清洗，加入做法1之藥材湯中煮開，轉小火續煮10分鐘備用。
4. 馬鈴薯洗淨，削去外皮，切成3-4公分大小塊狀，加入做法3之藥湯中煮開，轉小火續煮10分鐘，再加入豆漿及豌豆苗煮開，用少許鹽調味即可。

康老師叮嚀

　　豆漿是高蛋白食物，食用時需注意總蛋白的攝取量。蛋白質代謝時會造成腎臟的負擔，即使是健康人也不能大量攝取蛋白質，當患有慢性腎衰竭或腎功能較差時，蛋白質的安全攝取量會更低，所以如果是腎臟病患則不宜添加豆漿。生豆漿必須完全煮沸，以便破壞會引發過敏的物質，應特別注意。

耆棗扁豆湯

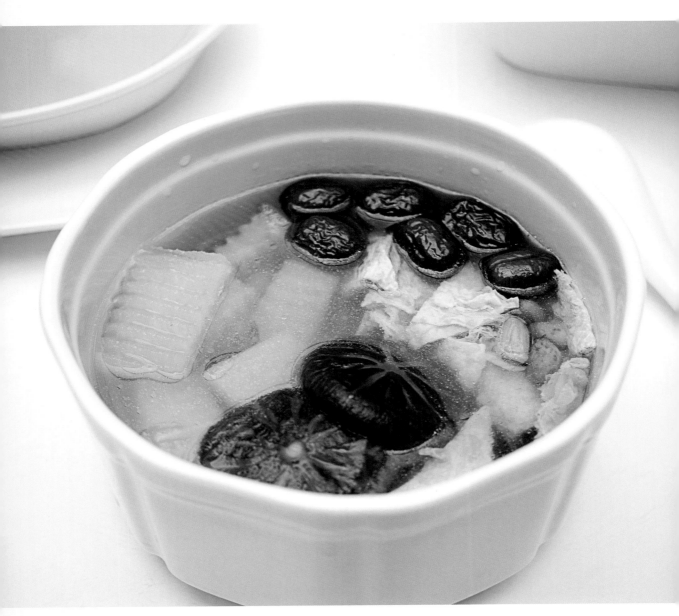

材料

黃耆2錢、白芍2錢、白朮2錢、茯苓2錢、白扁豆2錢、甘草2錢、
大棗6粒、花生1兩、生薑3片、乾大香菇3朵、冬瓜半斤、豆皮2兩
（油炸過）

 ## 做法

1. 乾香菇洗淨，用冷水（淹過香菇）浸泡2小時，取出瀝乾，切成
   3-4公分大小片狀備用。
2. 花生洗淨後放入砂鍋中，加入2000cc水，大火煮開後熄火，浸泡
   3小時備用。
3. 冬瓜洗淨，削去外皮，去籽，切成2-3公分大小塊狀備用。
4. 豆皮洗淨，入沸水中汆燙1分鐘，撈起瀝乾備用。
5. 將藥材快速清洗後，放入做法2之花生湯中，大火煮開後轉小火
   續煮50分鐘備用。
6. 炒鍋加熱放入少許油，將香菇放入爆香後，把香菇、冬瓜、豆皮
   和生薑放入做法5之藥湯中煮開，轉小火續煮10分鐘，用少許鹽
   調味即可。

康老師叮嚀

　　花生滋養補益，有助於延年益壽，所以民間又稱「長生果」，它含有大量的
蛋白質和脂肪，特別是不飽和脂肪酸的含量很高。在眾多食用花生的方法中，以
燉食為最佳，這樣既可避免營養素被破壞，又具有不溫不火、易於消化的特點。
花生霉變後含有大量致癌物質——黃麴毒素，所以霉變的花生千萬不要吃，應特
別注意。此道飲食適合春末夏初氣候濕熱時食用。

百合山藥湯

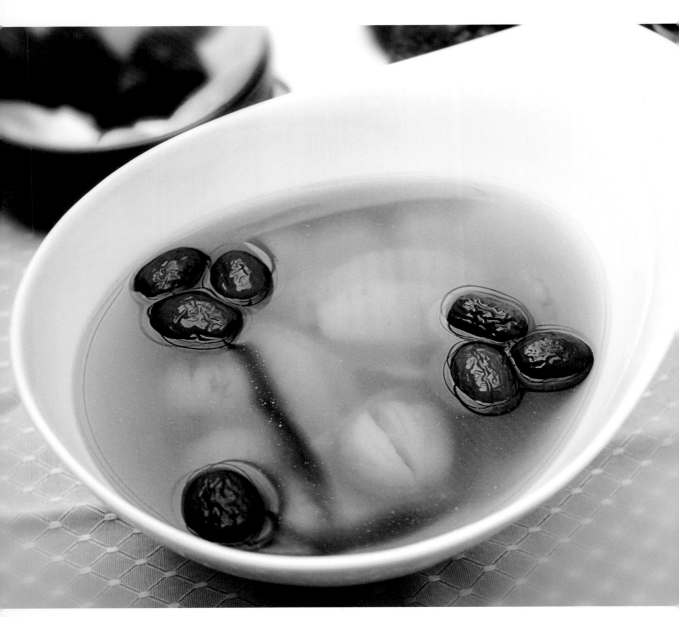

材料

花旗參3錢、黃耆5錢、白朮2錢、防風1錢、枸杞3錢、乾百合5錢、大棗8粒、乾栗子4兩、生山藥6兩

 做法

1. 栗子洗淨，入鍋後加適量水（淹過栗子）煮開，之後續煮3分鐘，撈起瀝乾，挑去表面皮膜備用。
2. 山藥洗淨，削去外皮，切成3-4公分大小塊狀備用。
3. 將黃耆、白朮、防風、枸杞、大棗放入砂鍋中，用2000cc水大火煮開，轉文火續熬煮20分鐘備用。
4. 將栗子加入做法3之藥湯中煮開，轉小火煮20分鐘，把花旗參及乾百合放入煮10分鐘，再加入山藥續煮10分鐘，用少許鹽調味即可。

康老師叮嚀

　　本道膳食引用玉屏風散之方，主要用於益氣、固表、止汗，或腎功能不全引起免疫力低下者。百合有乾品和鮮品兩種，本道膳食使用為乾品，上品為不燻磺之百合，口味不酸，並且對身體健康有幫助。

首烏養生湯

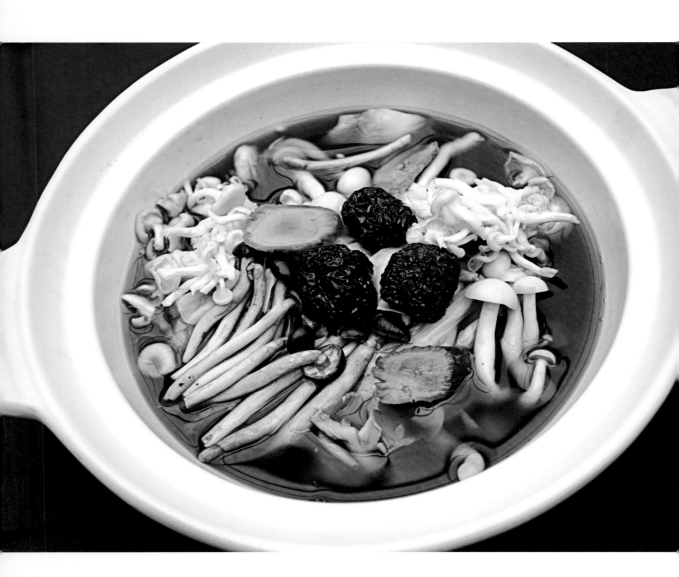

材料

當歸2錢、川芎2錢、黨參3錢、炙甘草1.5錢、枸杞3錢、黃耆3錢、製何首烏5錢、黃精2錢、麥門冬2錢、黑棗10粒、人參2錢、美白菇2兩、玉米菇2兩、秀珍菇2兩、柳松菇2兩、高麗菜6兩

做法

1. 川芎、黨參、炙甘草、枸杞、黃耆、製何首烏、黃精、麥門冬、黑棗放入砂鍋中，加2000cc水大火煮開後，轉小火續煮40分鐘備用。
2. 當歸用水快速沖洗一下，再用1茶匙（約20cc）米酒浸泡備用。
3. 各種菇洗淨、剝開（美白菇及柳松菇需切去蒂頭）。高麗菜洗淨，撕成約手掌大的片狀備用。
4. 將人參加入做法1之藥材湯中，燉煮20分鐘後加入當歸（含浸汁）和菇類、高麗菜煮熟，用少許鹽調味即可。

康老師叮嚀

人參是指韓國紅參或東北人參，主要作用是大補元氣、補益臟器、生津止渴、安神、益智、補血。春、秋兩季是過敏性疾患好發的季節，所以本道膳食作用在氣血雙補的調理，適合過敏性體質者食用。

首烏燒蘑菇

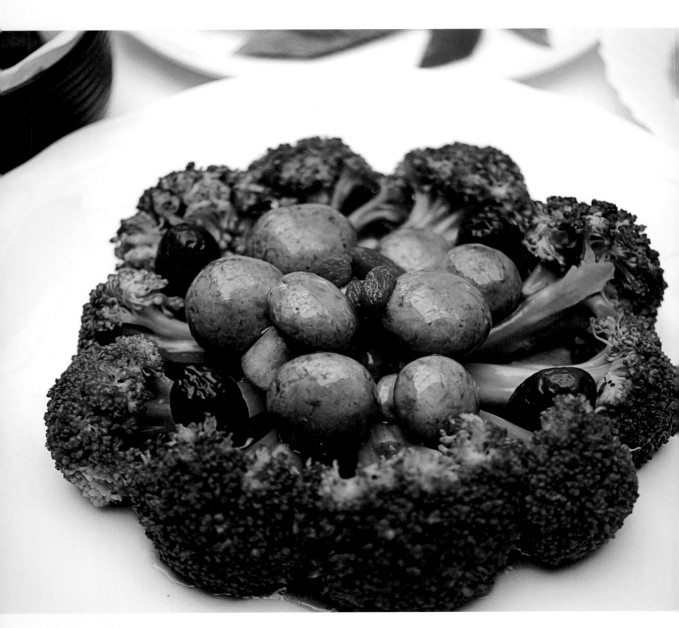

材料

何首烏3錢、女貞子2錢、黃耆3錢、枸杞3錢、紅棗6粒、蘑菇450公克、青花椰菜1個（約250公克）、山藥粉少許

做法

1. 枸杞用冷開水洗淨，再用冷開水（蓋過枸杞）浸泡2小時備用。
2. 青花椰菜洗淨，切大朵，入沸水中汆燙，浸泡3分鐘，撈起瀝乾，擺盤備用。
3. 將何首烏、女貞子、黃耆、紅棗放入鍋中，加600cc水用大火煮開，轉小火燒至剩250cc，濾去藥材備用。
4. 炒鍋中加入少許油，放入蘑菇炒香，加入做法3之藥汁，燒至湯汁快收乾時，加少許鹽調味，以少量山藥粉水勾薄芡，盛在擺盤的青花椰菜中，灑上枸杞即可。

康老師叮嚀

　　所謂陰虛生內熱，需要滋陰的何首烏、女貞子，來調理肝、腎兩陰，尤其適合易於掉頭髮者來調理。山藥粉水調配比例為水2：山藥粉1。

豆豉香菇

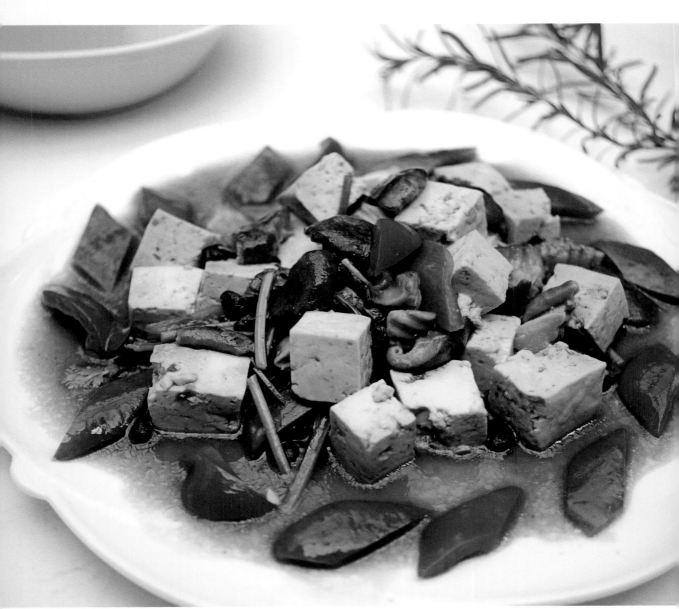

材料

生香菇3兩、豆腐1塊、青椒1個、紅椒1個,淡豆豉、香菜、胡椒、山藥粉各少許

做法

1. 生香菇洗淨,切小塊備用。豆腐切小塊備用。
2. 青椒、紅椒洗淨,切去蒂頭,剖開去籽,切小塊備用。
3. 淡豆豉用水快速沖洗。香菜洗淨,切2公分段,再用冷開水洗淨備用。
4. 炒鍋中加入少許油,放入豆豉、香菇炒香,再加入豆腐、胡椒及適量水或高湯(淹過豆腐)煮開,轉小火燜煮5分鐘後,放入青椒、紅椒快速拌炒,加少許鹽調味,起鍋前用少量山藥粉水勾芡,灑上香菜即可。

康老師叮嚀

本道膳食主要用於辛溫解表、溫散風寒、除煩,加入香菜能發汗、透疹、消食下氣。香菜真正名字叫芫荽,是芳香健胃的佳餚。菇類食材多為動風發散之物,香菇卻有補氣血、降血脂、抗癌的作用,其性味甘平,能益胃助食。

生生不息

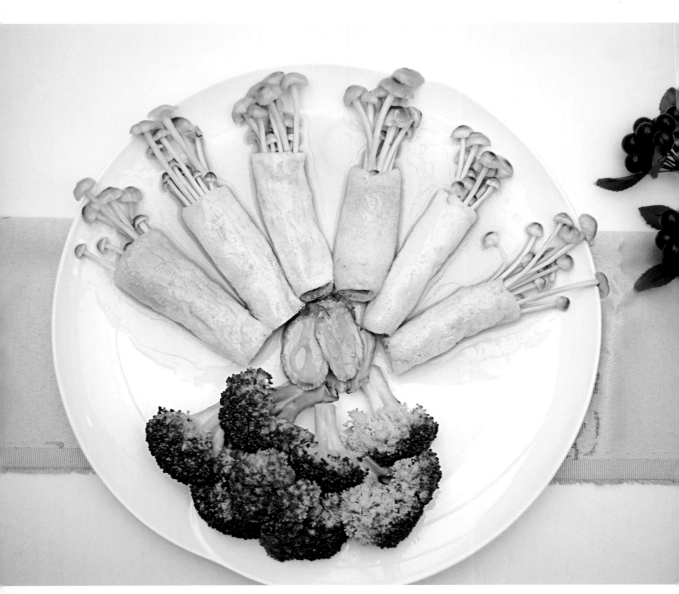

材料

東洋參2錢、竹笙8錢、黃金針菇1包（約250公克）、青花椰菜1個（約250公克）、山藥粉少許

做法

1. 東洋參快速沖洗，用1碗熱開水泡燜備用。
2. 青花椰菜洗淨，切小朵，入沸水中汆燙，浸泡2分鐘，撈起瀝乾備用。
3. 竹笙用淡鹽水浸泡，洗淨，切去頭尾段，用做法1之泡東洋參水煨煮5分鐘入味，撈起瀝乾備用。
4. 將黃金針菇洗淨，切去蒂頭，分成小撮塞入竹笙中，再放入蒸鍋（蒸鍋水需先煮開）中，以中火蒸5分鐘，濾去湯汁，和青花椰菜一起裝盤，剩餘湯汁加少許鹽調味，用少許山藥粉水勾芡，淋在竹笙上即可。

康老師叮嚀

竹笙又稱竹蓀，是一種食用菌，有益氣、補虛、降血脂、抗癌、減肥等功能。坊間竹笙為了美觀防腐，大多燻硫磺漂白，選購時以原味不酸、不宜過白為佳。花椰菜有白色、青色兩種，性涼味甘，有幫助消化、增加食慾、生津止渴的功效，現代研究花椰菜有增強肝臟解毒能力，還有提升機體的免疫力和抗癌的功效。

翡翠調血羹

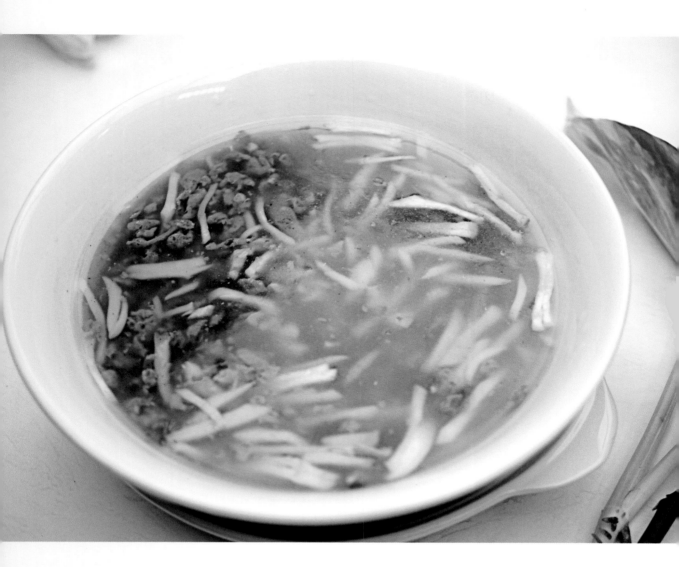

材料

黃耆3錢、當歸1.5錢、菠菜200公克、杏鮑菇1個、蛋3個、山藥粉
少許

 做法

1. 將黃耆、當歸放入鍋中，加500cc水大火煮開，轉小火煎煮30分
   鐘，濾去藥材備用。
2. 菠菜洗淨、切碎，和蛋（蛋需清洗乾淨、打破）一起放入果汁機
   中，打成菠菜泥備用。
3. 炒鍋中加少許油，將菠菜蛋液放入鍋中，用中火邊炒邊快速攪
   拌，直到成顆粒狀，撈起濾油備用（稱為翡翠）。
4. 杏鮑菇洗淨，切成細絲備用。
5. 炒鍋中放入少許油將杏鮑菇炒香，加入做法1之藥材湯汁燒開，
   再將翡翠加入煮開，加少許鹽調味，用山藥粉水勾薄芡，淋上香
   油即可。

康老師叮嚀

當歸為補血要藥，在補養品中常用到它，主要功能為補血、活血、調經、止
痛、潤腸。黃耆主要功用有補脾肺氣、升陽舉陷、益衛固表、利尿消腫、托毒生
肌、補血活血等。在膳食中加入以上2種藥材煎汁，能起到補氣生血的作用。

夏季

養生
保健藥膳

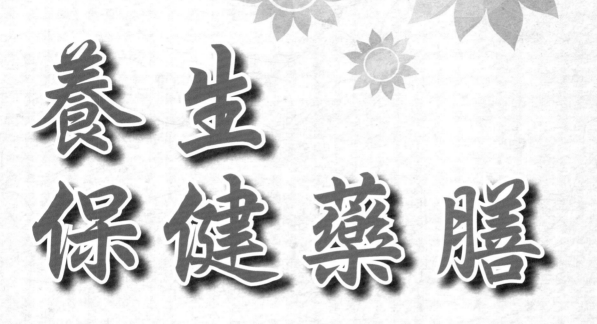
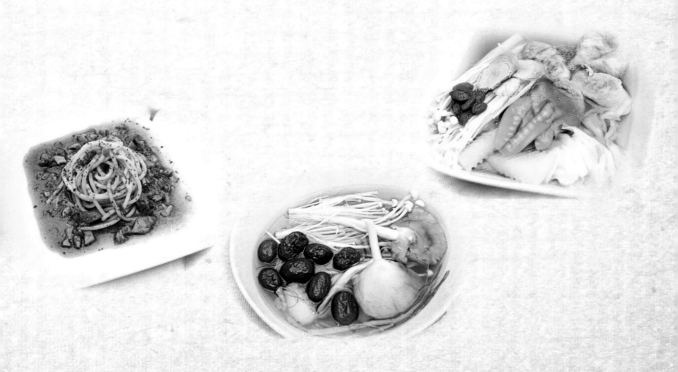

五味鮑片

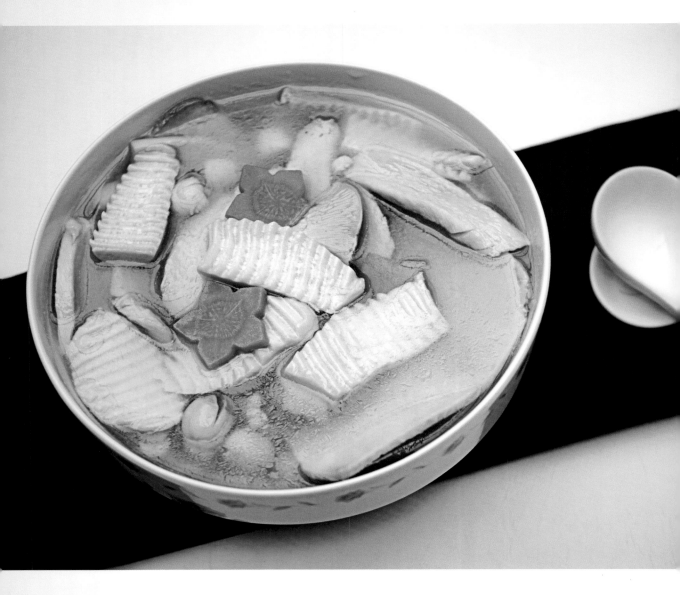

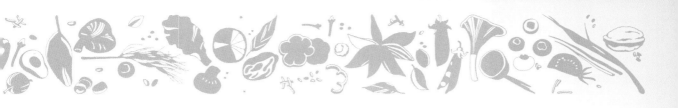

 材料

茯苓5錢、山藥5錢、芡實5錢、蓮子1兩、薏苡仁1兩、當歸1.5錢、杏鮑菇150公克、胡蘿蔔150公克

 做法

1. 杏鮑菇洗淨,切6-7公分大斜片備用。
2. 蓮子洗淨,入沸水中汆燙1分鐘,撈起剝開去芯備用。
3. 當歸用水快速沖一下,再用1茶匙(約20cc)米酒浸泡備用。
4. 胡蘿蔔洗淨,削去外皮,切1公分大小塊狀。炒鍋中加入少許油,把胡蘿蔔放入,以中火拌炒1分鐘備用。
5. 先把茯苓、芡實、薏苡仁洗淨,放入鍋中,用2000cc水煮開後,轉小火續煮5分鐘,熄火燜20分鐘備用。
6. 將蓮子及山藥加入做法5之藥材湯中續煮35分鐘,再加入杏鮑菇、胡蘿蔔、當歸(含浸汁)煮5分鐘,用少許鹽調味即可。

康老師叮嚀

　　上述這些藥材在坊間為四神湯的主要材料,常用於健脾胃,夏季胃口較差,食慾不佳,這是道適宜夏季養生的素食。薏仁分小薏仁、紅薏仁、糯薏仁等,是一種去疣的聖品,常和粳米熬煮作為代餐。坊間曾發現小薏仁偽品,購買時要慎選。

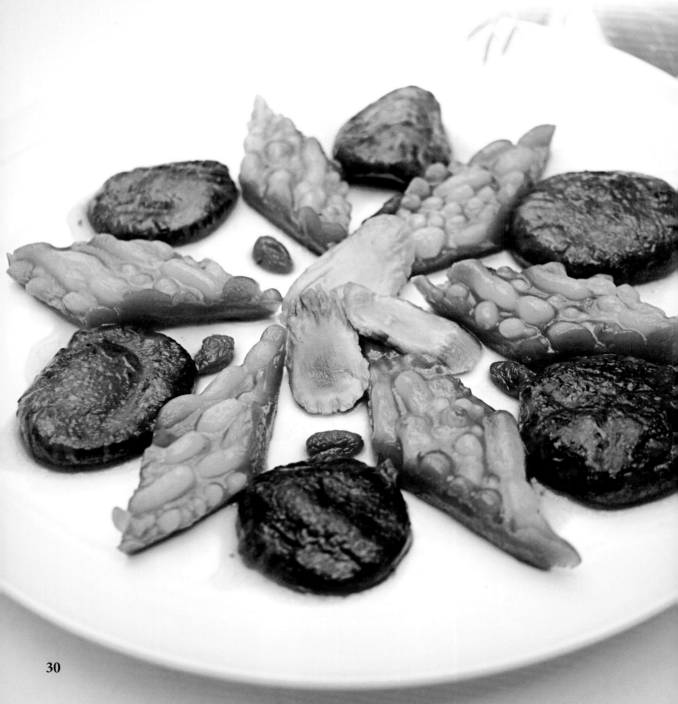

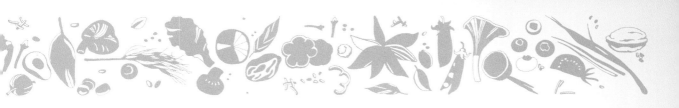

材料

東洋參1錢、黨參3錢、五味子1錢、麥冬3錢、黃精3錢、枸杞5錢、雞心棗6粒、大苦瓜1條、乾香菇5朵、山藥粉少許

做法

1. 將黨參、五味子、麥冬、黃精、雞心棗放入鍋中，用3碗水大火煮開，轉文火續煮40分鐘，熄火後加入東洋參泡燜備用。

2. 苦瓜洗淨，剖開去籽，把中間薄膜刮除乾淨，切成條段（若怕苦味可先汆燙）備用。

3. 乾香菇洗淨，用冷水（淹過香菇）浸泡2小時，瀝乾，切大片備用。

4. 炒鍋中放入少許油爆香香菇，再將做法1之藥湯和苦瓜條一起加入煮開，轉小火燜煮5分鐘，再加入枸杞煮3分鐘，用少許鹽調味，以少量山藥粉水勾薄芡即可。

康老師叮嚀

這道膳食是運用生脈飲加減，搭配苦瓜的祛暑、解熱、明目清心功能，適合夏季口乾津少、心氣不足者調理。

參耆補益湯

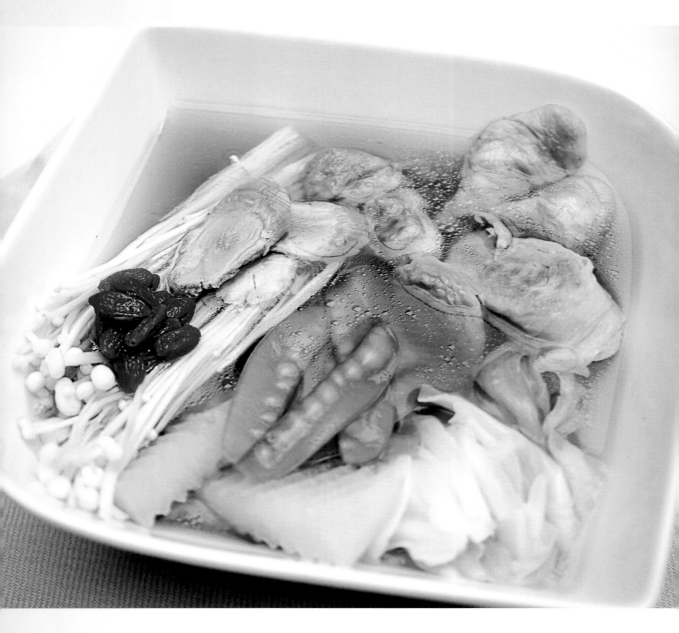

 材料

東洋參2錢、黨參3錢、黃耆3錢、枸杞5錢、冬瓜半斤、高麗菜1/4個、金針菇1包（約200公克）、麵腸半斤、豌豆莢6條

做法

1. 將黨參、黃耆放入砂鍋中，加2000cc水大火煮開，轉小火熬煮40分鐘，熄火後放入東洋參泡燜備用。
2. 高麗菜洗淨，撕成約手掌大的片狀備用。
3. 冬瓜洗淨，削去外皮，去籽，切成約1公分塊狀備用。
4. 金針菇切去蒂頭，洗淨，分成小撮備用。
5. 麵腸洗淨，切成約3公分斜塊。炒鍋中放入少許油，把麵腸煎至兩面呈金黃色，撈起濾油備用。
6. 豌豆莢挑去莢絲，洗淨備用。
7. 在做法1之藥湯中加入冬瓜、麵腸，待冬瓜煮至熟爛時，再加入高麗菜、金針菇、豌豆莢及枸杞煮熟，用少許鹽調味即可。

康老師叮嚀

冬瓜有清熱消痰、利水、解毒、減肥的效能，配合補氣之藥材，在夏季裏食用，是道清涼消暑的聖品。

醋溜雙脆

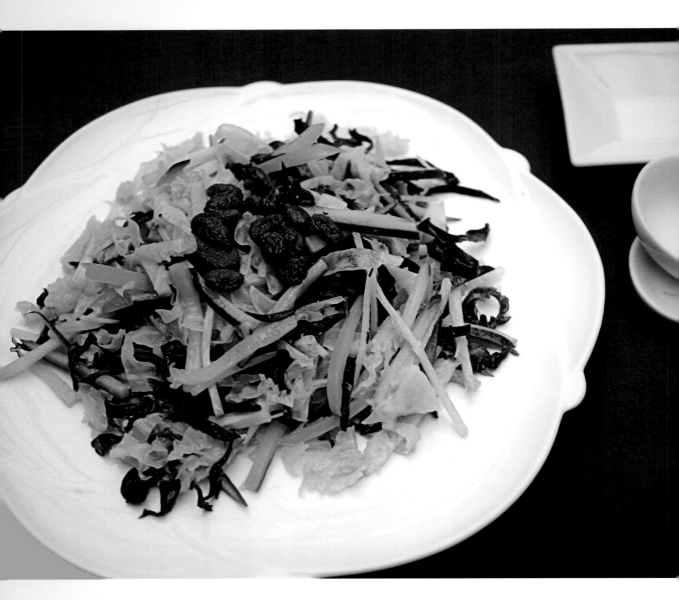

材料

乾黑木耳5錢、白木耳3錢、小黃瓜1條、黃甜椒少許、薑絲少許、枸杞少許、白醋少許

做法

1. 先把黑、白木耳用冷水浸泡（黑木耳約需泡3小時、白木耳約需泡1小時才能完全泡開），洗淨，切去蒂頭，切絲，入鍋用沸水快速汆燙，撈起瀝乾備用。
2. 枸杞用冷開水洗淨，再用冷開水（蓋過枸杞）浸泡2小時備用。
3. 小黃瓜洗淨，切成絲。黃甜椒洗淨，切去蒂頭，剖開去籽，切絲備用。
4. 炒鍋中放入少許油爆香薑絲，再依序放入黃甜椒、黑木耳、白木耳及小黃瓜絲，快速拌炒並用少許鹽調味，起鍋前加入枸杞及少許白醋快速拌勻即可。

康老師叮嚀

　　黑木耳主要有滋養、益胃、補氣強身、補血、止血等作用。白木耳又稱銀耳，主要功效為滋陰潤肺、益氣養胃、強心補腦。小黃瓜主要有清熱解暑、生津止渴、利尿之效。利用白木耳、黑木耳配合小黃瓜，製作成涼拌小菜，在夏季吃一些涼拌菜對增進食慾有幫助。白木耳常有燻磺漂白的問題，選購時以色澤不宜過白為佳。黑木耳生品有光敏作用，對皮膚容易造成過敏，應特別注意，乾品以白背木耳為佳。

參苓養生湯

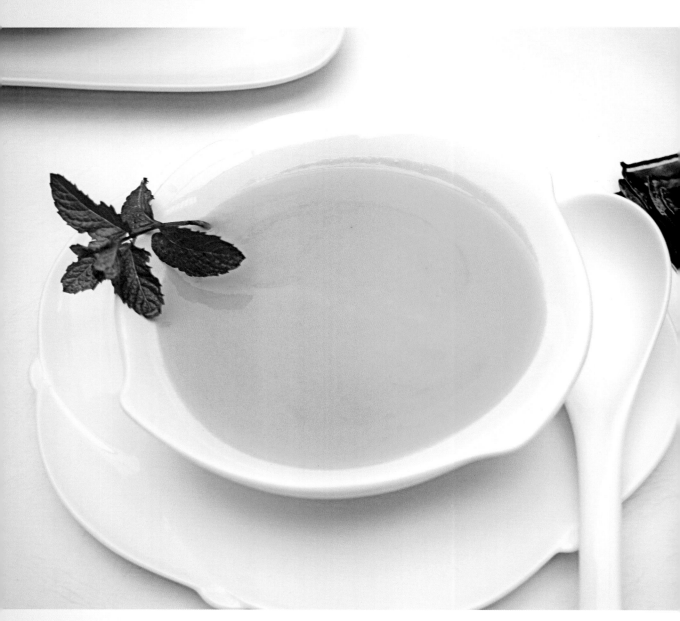

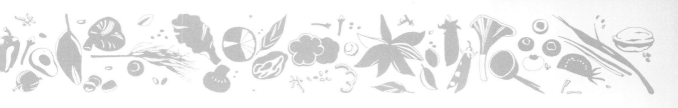

材料

黃耆5錢、黨參3錢、茯苓2錢、枸杞2錢、番茄1個、黃玉米1條、
馬鈴薯2個、紅蘿蔔1條、高麗菜6兩、蘋果1個

做法

1. 將藥材（用過濾袋裝）放入鍋中，加2000cc水大火煮開，轉小火
   續煮30分鐘備用。

2. 黃玉米洗淨，削成玉米粒。蘋果洗淨，削去外皮，切丁。紅蘿蔔
   洗淨，削去外皮，切丁。馬鈴薯洗淨，削去外皮，切丁備用。

3. 番茄洗淨，用刀在底部輕劃十字，入鍋用沸水汆燙1分鐘，撈起
   剝去外皮，再切開去籽，切丁。高麗菜洗淨，切絲備用。

3. 炒鍋中放入少許油，加入紅蘿蔔及番茄，以中火拌炒後放入做法
   1之藥材湯汁和所有材料，大火煮沸後轉成小火煮，至湯成熟爛
   濃稠狀，撈去藥材包，用少許鹽調味，並倒入果汁機中，快速打
   成濃湯狀即可。

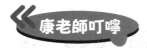

夏季氣血虛弱者容易中暑，本品養氣固表，適合夏季的保健。

四君養生湯

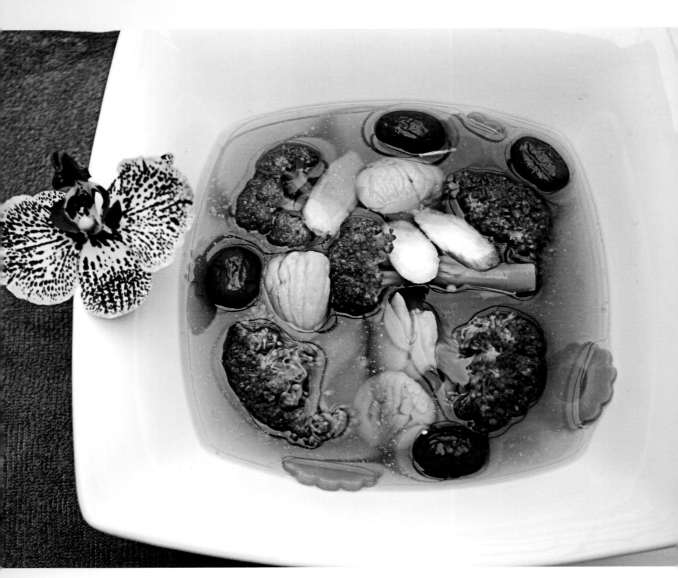

材料

西洋參2錢、白朮3錢、茯苓3錢、炙甘草1錢、大棗6粒、栗子4兩、青花椰菜1個（約250公克）、紅蘿蔔1條（約150公克）

做法

1. 將白朮、茯苓、炙甘草、大棗放入砂鍋中，用2000cc水大火煮開，轉小火續煮20分鐘備用。
2. 栗子洗淨，入鍋加適量水（水要淹過栗子）煮開，續煮3分鐘，撈起瀝乾後挑去表面皮膜，再放入做法1之藥材湯中續煮20分鐘備用。
3. 青花椰洗淨，切大朵，入沸水中汆燙，熄火浸泡3分鐘，撈起瀝乾備用。
4. 紅蘿蔔洗淨，削去外皮，切大花片，放入炒鍋中用少許油炒至橙黃色油透出備用。
5. 將西洋參加入做法2之藥湯中續煮20分鐘，再加入青花椰菜及紅蘿蔔大火煮開，用少許鹽調味即可。

康老師叮嚀

　　長夏是四季中陽氣最旺、氣溫最高的時候，中醫對調理身體，有冬病夏治的治理法則，所以在夏季是補脾胃的最佳時機。

翠玉年輪

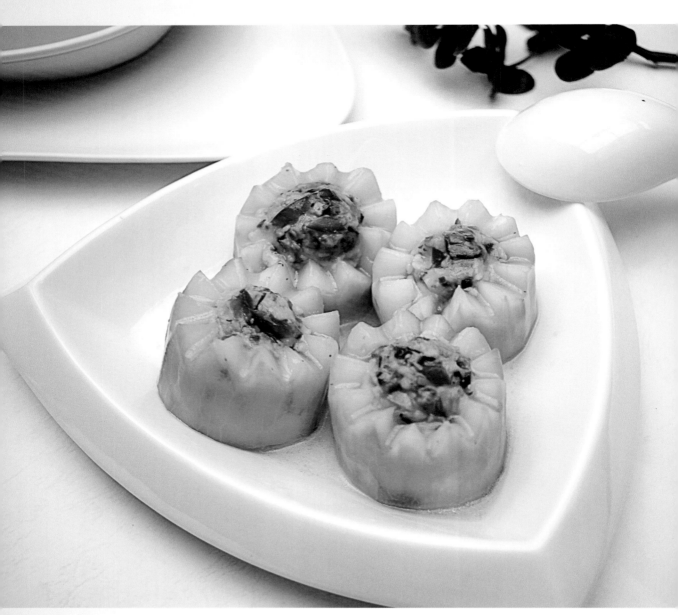

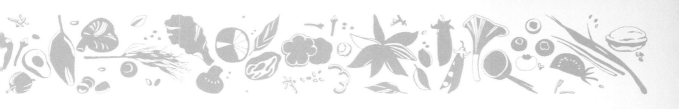

 材料

黨參3錢、黃耆2錢、福圓肉2錢、蓮子1兩、大黃瓜1條、馬鈴薯1個（約300公克）、乾香菇3朵、蘑菇2兩、青椒1/4個、紅椒1/4個

 做法

1. 乾香菇洗淨，用冷水（淹過香菇）浸泡2小時，瀝乾，切細丁備用。
2. 馬鈴薯洗淨，削去外皮，切成約2-3公分塊狀備用。
3. 蓮子洗淨，用熱水汆燙1分鐘撈起，剝開去芯備用。
4. 黨參、黃耆、福圓肉、蓮子放入鍋中，加500cc水大火煮開，轉小火煮至水剩250cc，再將馬鈴薯加入煮至熟爛，用少許鹽調味，將蓮子及馬鈴薯撈起搗成泥狀備用。
5. 大黃瓜洗淨，削去外皮，切約4公分長段，留底去籽，入鍋用沸水汆燙，熄火浸泡2分鐘，撈起瀝乾備用。
6. 青椒、紅椒洗淨，切去蒂頭，剖開去籽，切細丁備用。
7. 蘑菇洗淨，切細丁備用。
8. 炒鍋中放入少許油，將香菇和蘑菇加入炒香，再加入青、紅椒快速拌炒，用少許鹽調味備用。
9. 將做法8之材料加入做法4之馬鈴薯與蓮子泥中一起攪拌均勻，再鑲入大黃瓜中裝盤即可。

康老師叮嚀

　　黃瓜有清熱解暑、生津止渴、利尿等作用。但黃瓜性涼，有胃寒、胃痛及寒性痛經者不宜多食。蘑菇有補脾益氣、理氣開胃、化痰、降血脂的作用。夏季調養膳食應以清淡為宜，所以本品是道不錯的選擇。

盛夏清涼盅

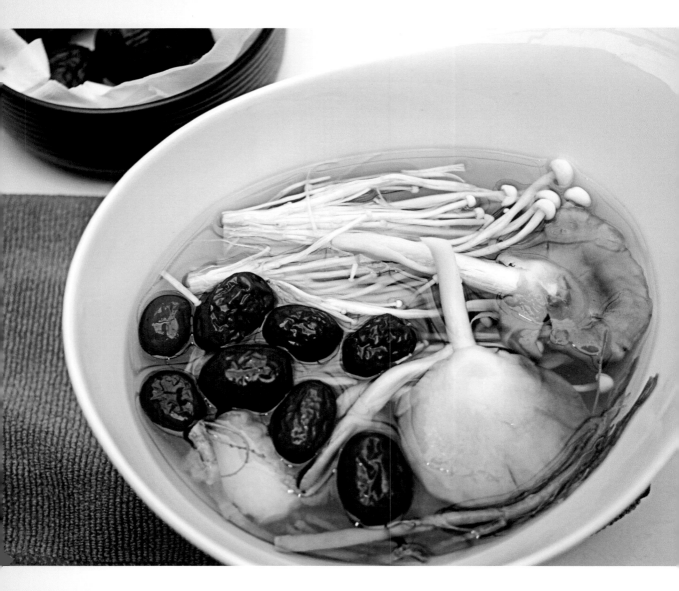

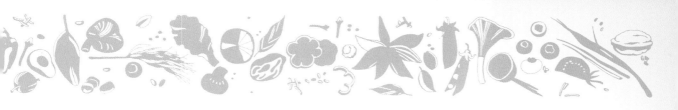

 材料

人參鬚2錢、麥門冬3錢、五味子5分、雞心棗8粒、冬瓜半斤、薑片3片、秀珍菇半斤、金針菇1包（約200公克）

 做法

1. 金針菇切去蒂頭，洗淨，分成小撮。秀珍菇洗淨，對半切開。冬瓜洗淨，去籽，削去外皮，切成約3公分塊狀備用。

2. 將人參鬚、麥門冬、五味子、雞心棗放入砂鍋中，用1750cc水大火煮開，轉成小火續煮40分鐘備用。

3. 把金針菇、秀珍菇、冬瓜、薑片放入做法2之藥湯中，加入少量鹽調味，密蓋，放入蒸鍋裏（蒸鍋內的水需先煮開），以中火蒸20分鐘即可。

康老師叮嚀

本道膳食以「生脈飲」為底，主要有益氣斂陰、生津養陰的功效。人參鬚味甘，用以補氣。麥門冬苦寒，瀉熱補水之源。五味子皮肉甘酸，清肅燥金。夏季是養心肺、健脾胃的調理最佳時機。

彩霞滿天

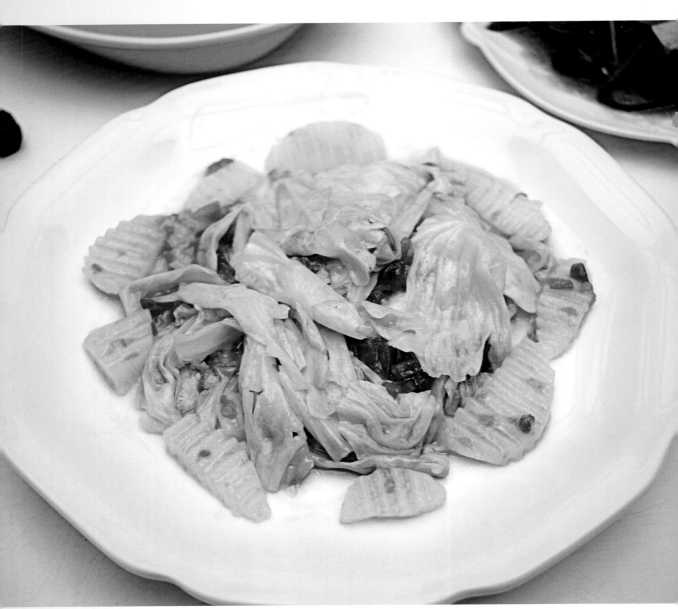

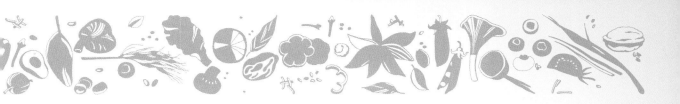

 材料

鮮山藥5兩、大牛番茄1個（約140公克）、高麗菜6兩

 做法

1. 番茄洗淨，用刀在底部輕劃十字，放入鍋中用沸水汆燙1分鐘，撈起剝去外皮，切開去籽，切細片備用。
2. 高麗菜洗淨，撕成約手掌大的片狀備用。
3. 鮮山藥洗淨，削去外皮，切約0.3公分厚片狀備用。
4. 炒鍋中加少許油，放入番茄略炒，加入100cc水燜煮至番茄軟透，再放入高麗菜炒軟，最後放入山藥快速炒透，用少許鹽調味即可。

康老師叮嚀

　　山藥又叫淮山藥，也稱淮山，乾品大都出產自大陸，鮮品則來自日本和台灣本地生產，市面上山藥種類繁多，以台灣原生種和日本種品質為佳。山藥主要功用為健脾胃、補肺氣、益腎精。在炎炎夏日，本道膳食是開脾胃、提升食慾最佳的選擇。

山藥濃湯

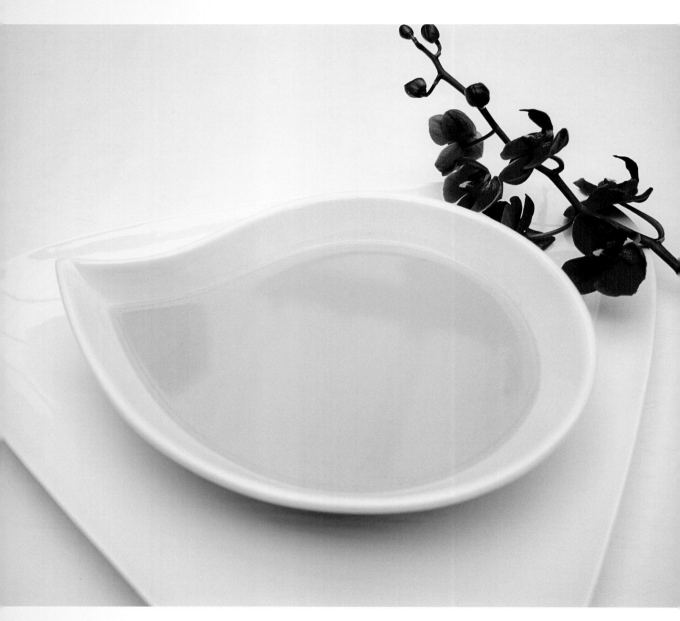

材料

東洋參2錢、黃耆5錢、茯苓2錢、山藥300公克、南瓜300公克、紅蘿蔔75公克、洋蔥75公克、橄欖油15cc、鮮奶150cc

做法

1. 將黃耆、茯苓放入鍋中,用750cc水大火煮開,轉小火煮20分鐘,再加入東洋參續煮20分鐘備用。

2. 南瓜洗淨去籽,切成約4-5公分塊狀。山藥洗淨削去外皮,切成約5-6公分塊狀。紅蘿蔔洗淨削去外皮,切丁。洋蔥剝去最外層皮,洗淨,切丁備用。

3. 炒鍋中放入橄欖油,依序加入洋蔥、紅蘿蔔逐一炒熟後,加入南瓜及山藥略炒,再加入做法1之湯汁煮開,轉成小火續煮15～20分鐘,待南瓜及山藥煮至熟爛時,關火放涼備用。

4. 挑去南瓜皮,再舀進果汁機中打成濃湯狀,倒入鍋中加熱攪拌煮沸,用少許鹽調味,再加入鮮奶煮開,盛入湯盤中即可。

康老師叮嚀

在這道湯品中,需要用鮮山藥。南瓜性溫味甘,入脾胃經,有補中益氣、降血脂、降血糖之效能。這道膳食不僅適合喜歡歐風湯品者,幼童亦特別喜愛。

黃耆蒸蛋

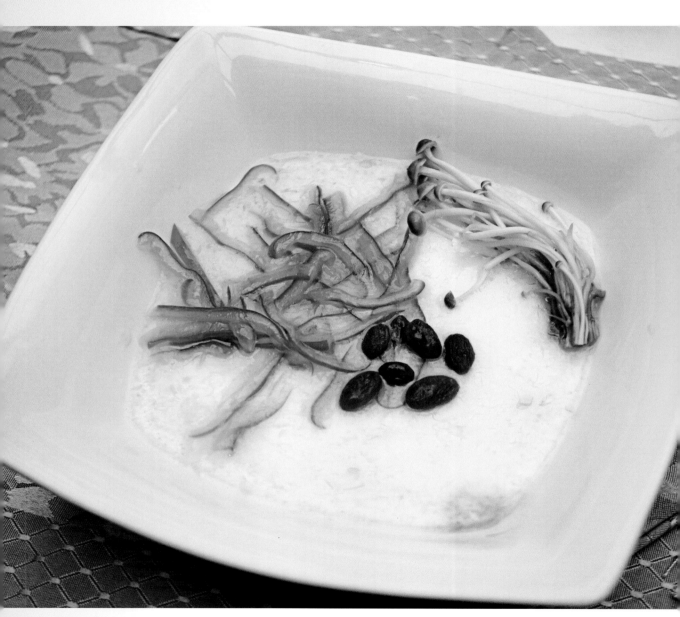

材料

黃耆5錢、枸杞3錢、雞蛋4個、青椒少許、金針菇少許、山藥粉少許

做法

1. 黃耆用600cc水以大火煮開，轉小火煮至剩400cc，濾去藥渣備用。

2. 將蛋洗淨，打破去殼，加入300cc的黃耆汁打散，用過濾網濾去卵泡備用。

3. 將蛋汁倒進蒸盤中，放入蒸鍋裏（蒸鍋水需先煮開），以中火蒸10分鐘，起鍋備用。

4. 將剩餘的藥汁放入金針菇及青椒煮開，加少許鹽調味，並用山藥粉水勾薄芡，加入枸杞拌勻，再淋在做法3之蒸好的蛋上即可。

康老師叮嚀

依現代藥理研究，黃耆能增強機體細胞免疫和體液免疫，誘生干擾素，增強自然殺傷細胞毒活性，能促進蛋白質合成，延長細胞壽命，並有強心、降壓、利尿、保肝、抗疲勞、抗缺氧、抗輻射、抗衰老等作用。在雞蛋中加入黃耆的煎湯，使蒸蛋更顯得鮮甜，並達到補益的目的。此道膳食非常清爽，非常適合在炎炎夏季食用，也頗受小朋友及年長者的喜愛。

福圓紫米粥

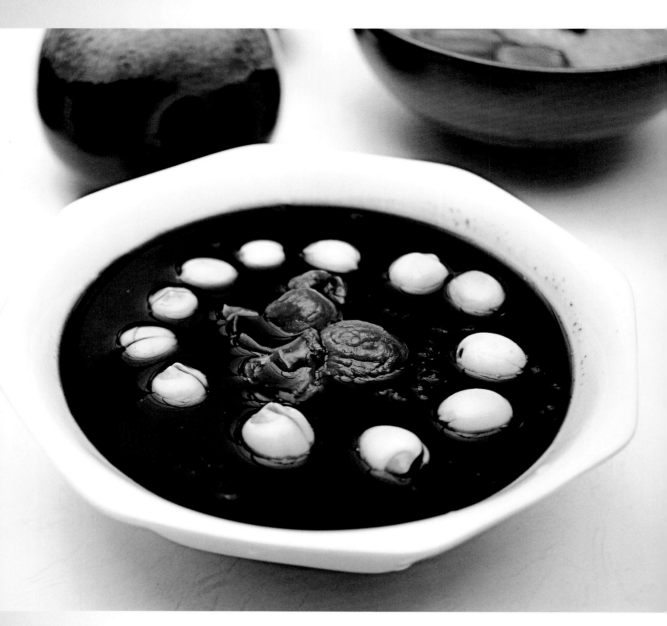

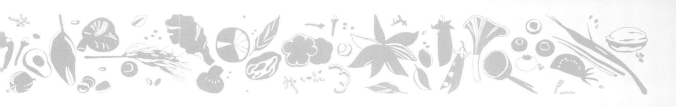

 材料

紫米6兩、蓮子4兩、福圓肉1兩、冰糖2兩

 做法

1. 蓮子洗淨，入鍋用沸水汆燙1分鐘，撈起剝開去芯，再用500cc水煮開泡燜備用。
2. 福圓肉洗淨，用250cc水煮開泡燜備用。
3. 紫米洗淨，用2000cc水煮開，轉文火續煮5分鐘，熄火泡燜至涼，再重複一次文火續煮5分鐘，熄火泡燜至涼，加入蓮子及福圓肉，煮到充分熟爛時，放入冰糖溶化即可。

康老師叮嚀

　　紫米別名黑糯米、紅血糯、紫珍珠，有補中益氣、健脾養胃、善止虛汗的功效。本道膳食可當正餐或點心，也是產婦在坐月子時最佳的調理膳食。

茄汁通心麵

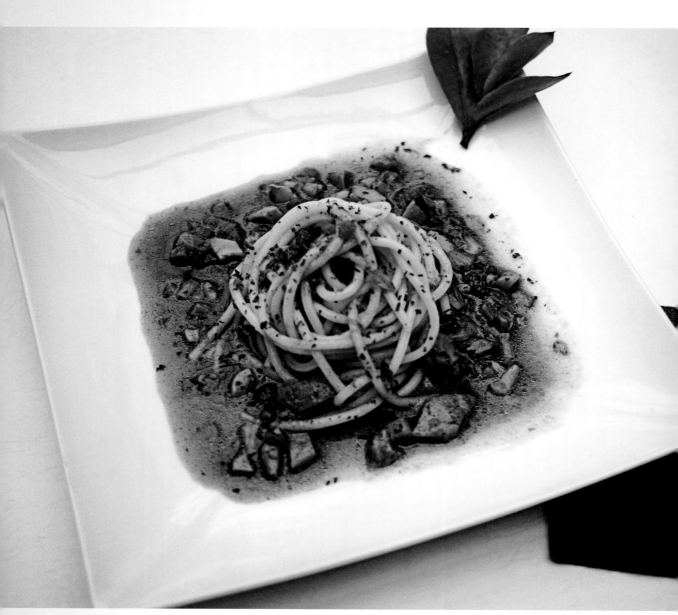

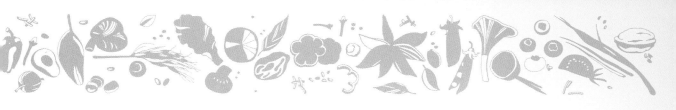

材料

淮山藥40公克、蓮子40公克、洋菇160公克、生香菇80公克、洋蔥80公克、蒜末15公克、胡蘿蔔80公克、番茄160公克、西芹40公克、橄欖油60公克、高湯（或開水）800公克、匈牙利紅椒粉6公克、鮮奶100公克、通心麵一包（400公克）、黑胡椒粉酌量、乳酪粉酌量、義式香料酌量

做法

1. 蓮子洗淨，入鍋用沸水汆燙1分鐘，撈起剝開去芯，打碎備用。
2. 將淮山藥洗淨，用適量水（淹過淮山藥）先泡軟後切丁備用。
3. 番茄洗淨，用刀在底部輕劃十字，放入鍋中用沸水汆燙1分鐘，撈起剝去外皮，切開去籽後切丁備用。
4. 將洋菇、生香菇、洋蔥、胡蘿蔔、西芹洗淨，切丁備用。
5. 鍋中放入橄欖油，依序加入西芹（炒熟撈起另放）、洋蔥（炒軟）、蒜末（炒香）、胡蘿蔔（炒熟）、洋菇及生香菇（炒軟）、番茄（炒軟）、蓮子及山藥，再加入高湯（或開水），煮開後以小火續煮約30分鐘左右，加入匈牙利紅椒粉及西芹，等湯汁快收乾時，加入鮮奶及黑胡椒粉，用少許鹽調味即可。
6. 取足夠的水煮開，加少許鹽，放入通心麵大約煮7分鐘，煮熟撈起，拌些橄欖油避免沾粘。
7. 取適量麵條盛盤，淋上做法5之醬料，並撒些乳酪粉及義式香料即可。

康老師叮嚀

　　本道藥膳利用麵食來調理脾胃不佳、食慾不振或免疫力不足者。兒童對於飲食比較挑剔，尤其夏季胃口不佳，冰寒涼食物過度飲用，容易傷及脾胃，用淮山藥、蓮子來補脾、健胃，以起到保護的作用。

人參生脈粥

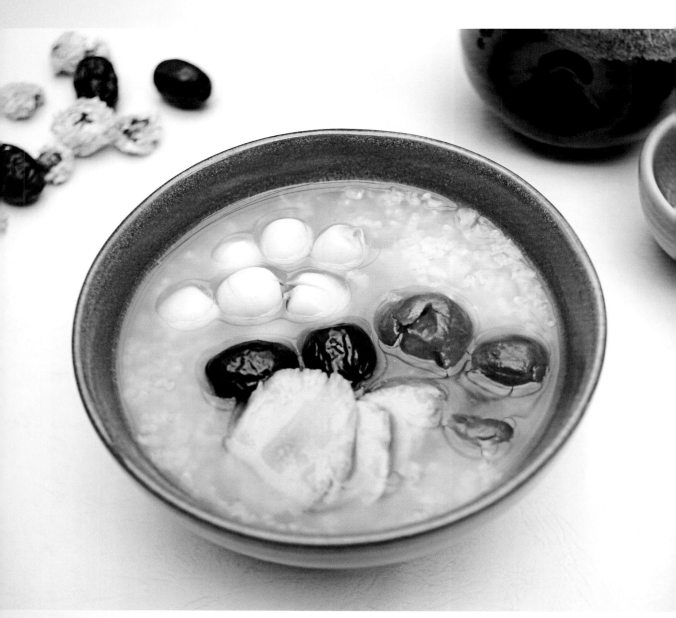

 材料

人參1.5錢、麥門冬3錢、五味子5分、福圓肉3錢、紅棗6顆、蓮子1兩、圓糯米6兩、冰糖適量

做法

1.蓮子洗淨，入鍋用沸水汆燙1分鐘，撈起剝開去芯備用。

2.將紅棗洗淨，底部用剪刀剪十字，然後和麥門冬、五味子一起放入鍋中，加1500cc水大火煮開，轉文火煎煮30分鐘備用。

3.將蓮子放入做法2之藥湯中小火煮10分鐘，加入人參及圓糯米（需先洗淨）煮10分鐘，再把福圓肉加入，煮至呈濃稠狀，加冰糖調味即可。

康老師叮嚀

　　蓮子在煮之前，勿浸泡冷水，容易煮不透，必須直接開火煮滾燜熟。蓮子的心會苦，所以要去掉。本道膳食適用於心氣虛、口乾舌躁者。

山藥素炒

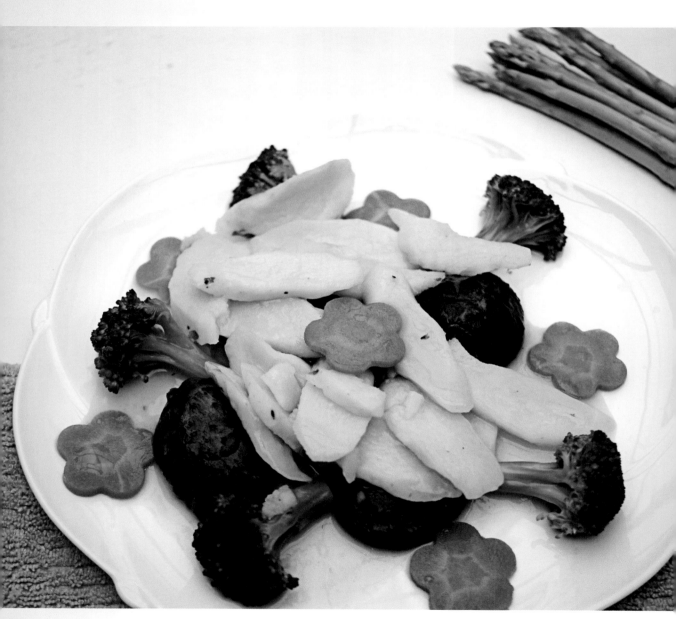

材料

淮山藥1.5兩、青花椰菜半顆（約130公克）、乾香菇3朵、紅蘿蔔小半條、山藥粉少許

做法

1. 將淮山藥洗淨，用適量水（淹過淮山藥）先泡軟後，直接放入鍋中大火煮開，轉小火續煮5分鐘，熄火泡燜2小時備用。

2. 乾香菇洗淨，用冷水（淹過香菇）浸泡2小時，瀝乾，切3公分寬粗片備用。

3. 青花椰菜洗淨，切小朵，入鍋用沸水氽燙，熄火浸泡2分鐘，撈起瀝乾備用。

4. 紅蘿蔔洗淨，削去外皮，切0.3公分厚薄片備用。

5. 炒鍋放入少許油將香菇爆香，再放入紅蘿蔔略炒，加入100cc冷開水（或高湯）及泡好的山藥，大火煮開後放入青花椰菜快速拌炒，加少許鹽調味，用少量山藥粉水勾薄芡即可。

康老師叮嚀

山藥別名淮山藥、淮山，對小便頻數、脾胃虛弱症、肺虛症、消渴症、腎陰虛症有改善作用，有助於澱粉類食物消化，對血糖高者也很適合。

養生小炒

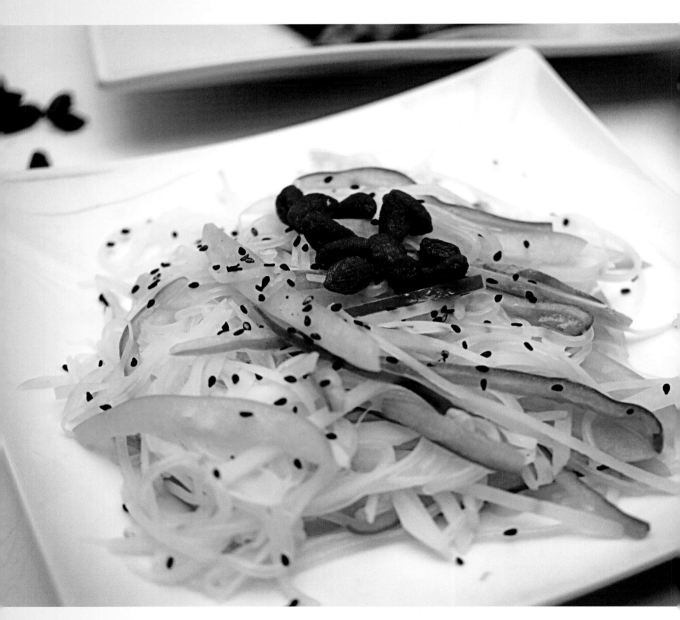

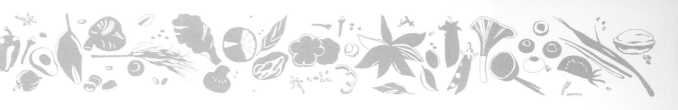

材料

馬鈴薯1顆、青椒半粒、黃椒半粒、蒟蒻1片、枸杞3錢、黑芝麻少許

做法

1. 青椒、黃椒洗淨,切去蒂頭,切細絲備用。
2. 馬鈴薯洗淨,削去外皮,切細絲,入滾水中快速汆燙,撈起備用。
3. 蒟蒻切細絲,汆燙備用。
4. 枸杞用冷開水洗淨,再用冷開水(蓋過枸杞)浸泡2小時備用。
5. 將黑芝麻洗淨、瀝乾,入鍋用小火炒香備用。
6. 炒鍋中放入少許油,依序加入青椒、黃椒炒香,再加入蒟蒻及馬鈴薯絲快速翻炒,用少許鹽調味後,灑上枸杞及黑芝麻,並淋上少許香麻油即可。

康老師叮嚀

　　蒟蒻為魔芋澱粉精製成品,有化痰散積、行瘀消腫、解毒抗癌的作用。馬鈴薯又叫土豆,性平味甘,有補氣、健脾之功。馬鈴薯含脂肪較少,熱量低,吃了容易有飽腹感,所以外國人常作為減肥的美食,但不宜油炸。本道膳食是一種清爽可口的佳餚美食,適合於夏季調養食用。

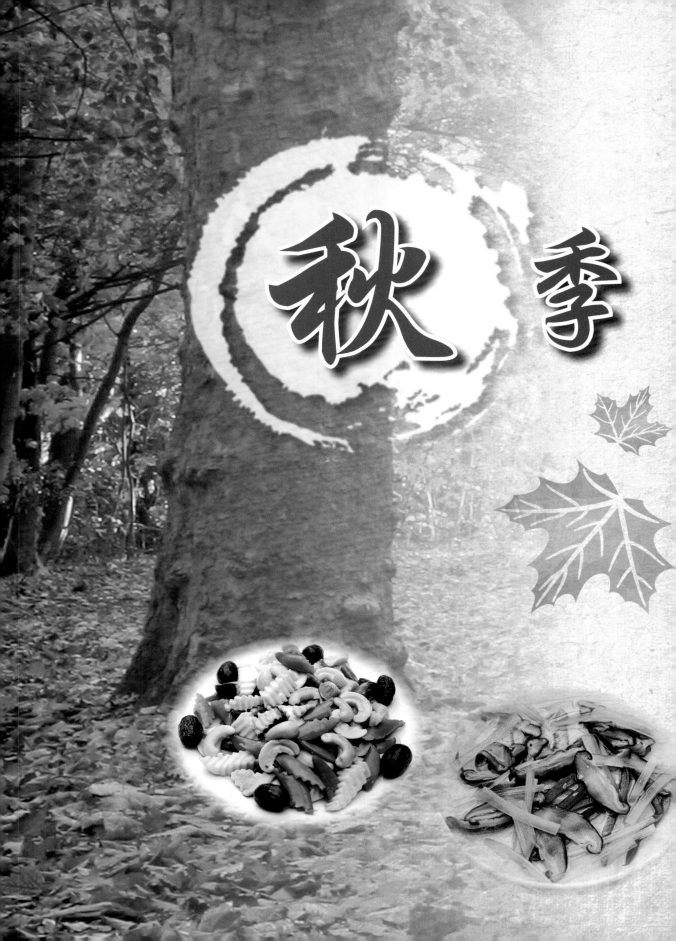

秋 季

養生
保健藥膳

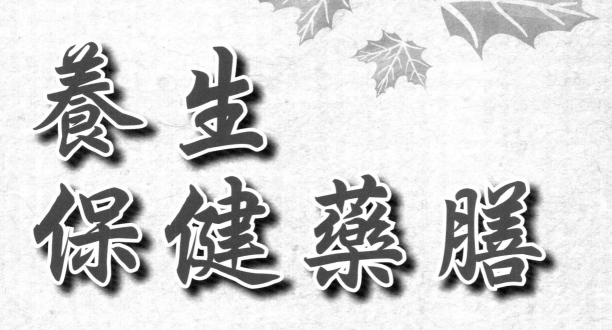

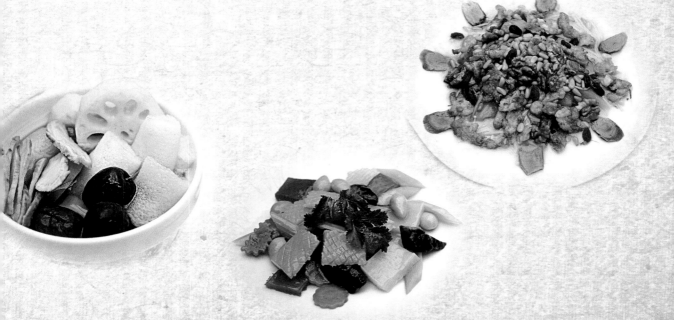

精力養生鍋

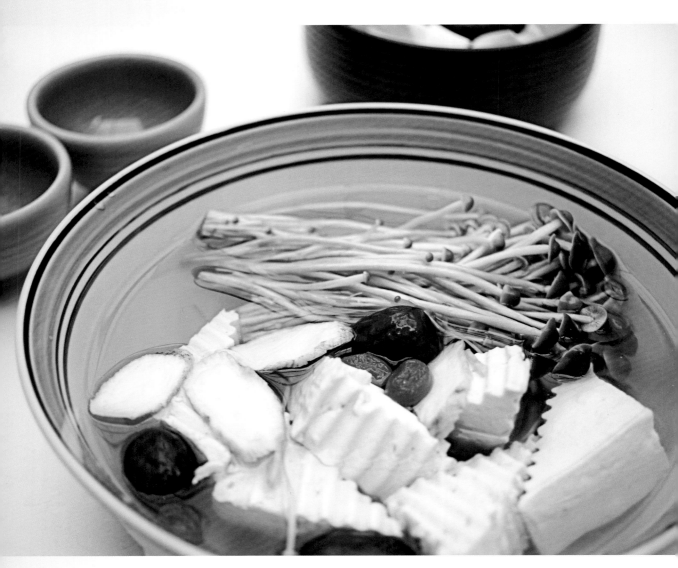

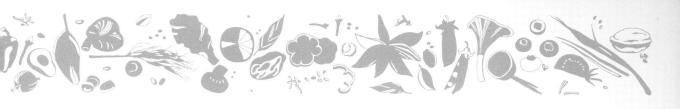

 材料

花旗參2錢、黃耆3錢、黨參3錢、白朮2錢、茯苓2錢、炙甘草1
錢、枸杞3錢、麥門冬2錢、紅棗3顆、高麗菜6兩、豆腐1塊、黃金
針菇1包（約250公克）

做法

1. 將藥材（花旗參除外）放入砂鍋中，加2000cc水大火煮開，轉小
   火煎煮40分鐘，熄火備用。
2. 黃金針菇切去蒂頭，洗淨，分成小撮備用。
3. 豆腐切大塊。高麗菜洗淨，撕成約手掌大的片狀備用。
4. 將花旗參及豆腐加入做法1之藥湯中煮10分鐘，再放入高麗菜及
   黃金針菇煮開，用少許鹽調味即可。

康老師叮嚀

　　花旗參、黨參、黃耆、白朮均為補脾胃氣的藥材，配上麥門冬潤而不燥，適
合幼童食慾不振、抵抗力弱及過敏體質。豆腐有益氣寬中、生津潤燥、清熱解毒
的作用。豆腐嘌呤含量較高，所以有痛風、尿酸偏高者不宜多食。本道膳食藉由
四君子湯方之功效，有益氣健脾、補氣的功能。

珍珠淮泥

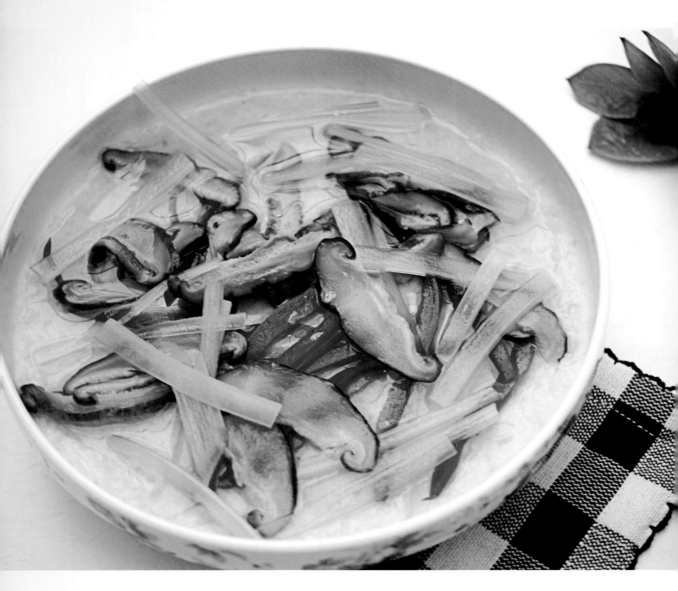

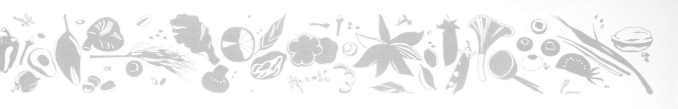

材料

新鮮山藥5兩、珍珠粉5分、蛋白2個、西芹2條（約100公克）、紅甜椒半粒、乾香菇3個、山藥粉少許

做法

1. 乾香菇洗淨，用冷水（淹過香菇）浸泡2小時，瀝乾，切細絲備用。
2. 蛋洗淨，打破去殼，取蛋白備用。
3. 將新鮮山藥洗淨，削去外皮，磨成泥備用。
4. 珍珠粉用10cc溫水攪拌均勻，再加入蛋白、山藥泥拌勻，放入蒸鍋（蒸鍋水需先煮滾）裏以中火蒸八分鐘，起鍋備用。
5. 西芹洗淨，刨去表面老筋，切細絲備用。
6. 紅甜椒洗淨，切去蒂頭，切細絲備用。
7. 炒鍋中放入少許油爆香香菇，加入100cc開水（或高湯），大火煮開後放入西芹、紅甜椒及少許鹽調味，用少量山藥粉勾薄芡，淋在蒸好的山藥泥上即可。

康老師叮嚀

　　山藥也叫淮山藥，主要功能是補氣益陰、補脾肺腎，對小便頻數、脾胃虛弱症、肺虛症、消渴症、腎陰虛症有改善作用。珍珠有鎮心定驚、清肝除翳、收斂生肌的功效，富含碳酸鈣。珍珠以水揮無雜質為佳，慎防買到贗品。而中醫理論腎主骨，骨質疏鬆為腎功能低引起，所以珍珠可改善骨質疏鬆。肺主皮毛，人體皮膚變化跟肺有關聯。本品使用山藥與珍珠皆屬白色，五色中肺臟屬白，五季（春、夏、長夏、秋、冬）中肺臟屬秋，因此秋季利用此膳食調理最適宜。

蓮棗木耳湯

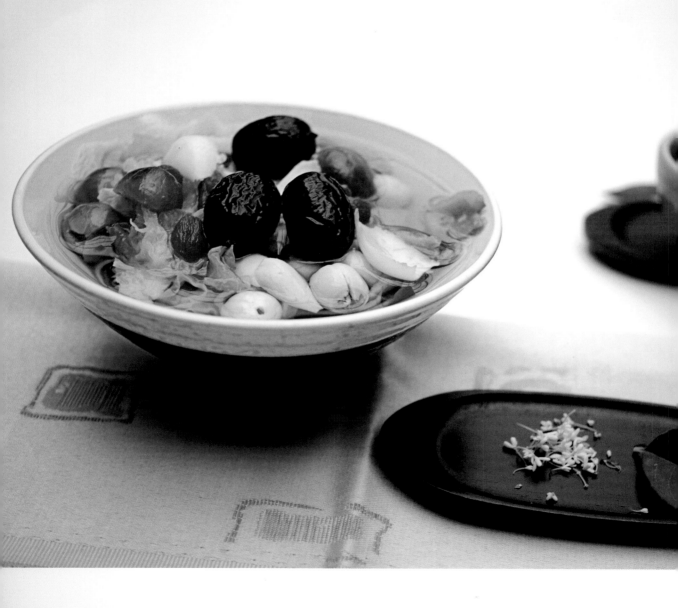

 材料

白木耳5錢、桂圓2錢、蓮子5錢、紅棗1兩、枸杞3錢、百合5錢、
冰糖適量、桂花1錢

 做法

1.白木耳用冷水浸泡1小時泡開，洗淨，去蒂頭後撕成小片備用。

2.桂圓洗淨，用100cc水煮開熄火泡燜，濾去雜質備用。

3.蓮子洗淨，入沸水中汆燙1分鐘，撈起剝開，去芯備用。

4.百合洗淨，用250cc水煮開，熄火泡燜備用。

5.紅棗洗淨，底部用剪刀剪十字，放入鍋中用2000cc水，大火煮開
　轉小火，續煮20分鐘，再加入蓮子煮30分鐘備用。

6.在做法5之紅棗湯中加入冰糖煮至溶化，再依序加入桂圓、白木
　耳、百合及枸杞煮開，臨起鍋前再加入桂花泡香即可。

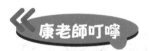

秋季屬燥性，所以盡量多食一些潤肺的食品，有助於肺功能的調理。

花旗鮮炒

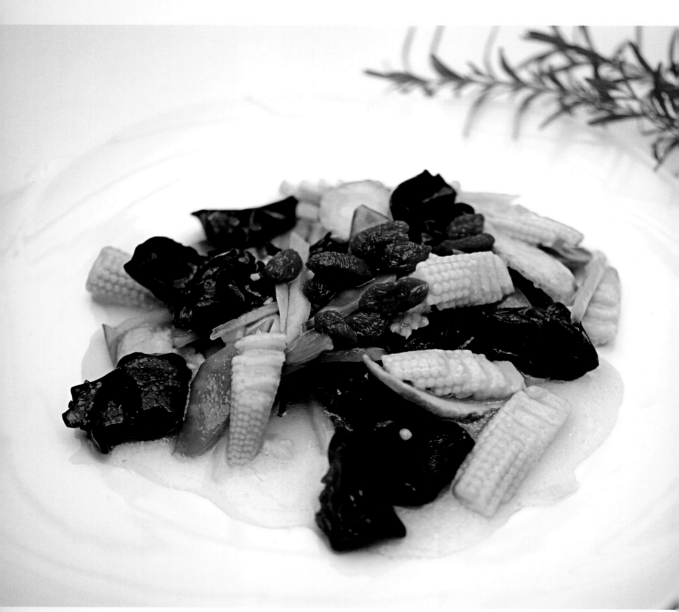

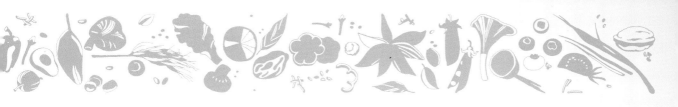

材料

花旗參2錢、枸杞3錢、玉米筍2兩、黑木耳3錢、豌豆莢2兩、生薑
少許

做法

1.花旗參快速沖洗,用半碗水煮開,熄火泡燜備用。

2.把黑木耳用冷水浸泡,約需3小時才能完全泡開,洗淨去蒂頭後
　撕成小片備用。

3.豌豆莢挑去莢絲,洗淨,對切成兩段。生薑切絲備用。

4.玉米筍洗淨,切0.5公分寬斜片備用。

5.炒鍋中放入少許油爆香薑絲,放入黑木耳、玉米筍略炒,再將花
　旗參及浸汁加入,用大火煮開,最後放入豌豆及枸杞大火快速拌
　炒,加少許鹽調味即可。

康老師叮嚀

　　花旗參有補益元氣、補氣養陰、清火養陰等功用。枸杞子有補肝腎、益精
血、明目的功用。黑木耳有滋養、益胃、補氣強身、補血、止血等作用。花旗參
也叫粉光參,是調理支氣管功能脆弱的最佳補品,在秋季補肺的時候,花旗參入
膳是一個不錯的選擇。

沙參玉竹蓮藕湯

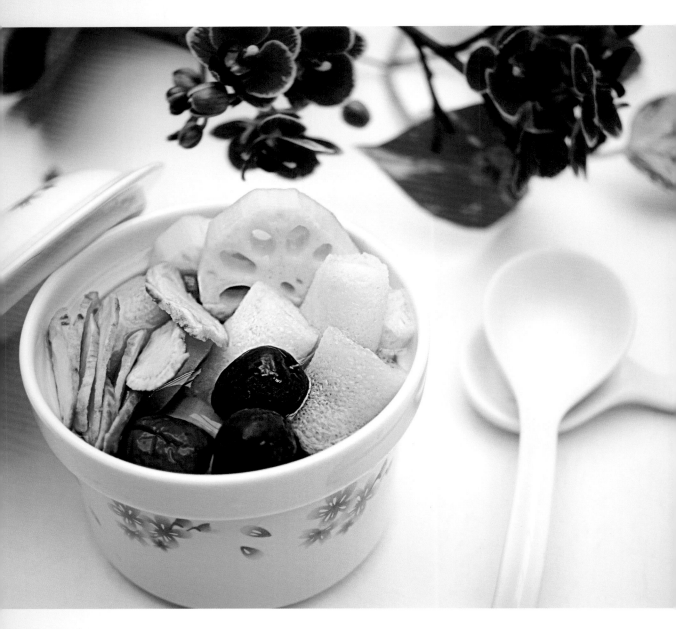

材料

沙參2錢、玉竹3錢、黃耆5錢、黨參3錢、枸杞3錢、麥門冬1.5錢、
花旗參1.5錢、雞心棗12粒、竹笙3錢、鮮蓮藕12兩

做法

1. 竹笙用淡鹽水泡開洗淨，切3-4公分小段備用。
2. 蓮藕洗淨，刮去外皮，切1公分寬片狀備用。
3. 沙參、玉竹、黃耆、黨參、枸杞、麥門冬、雞心棗放入砂鍋中，
   用2000cc水大火煮開，轉小火續煮20分鐘，加入蓮藕煮開，用文
   火燉煮20分鐘，最後再放入花旗參及竹笙燉煮20分鐘，用少許鹽
   調味，再灑上少許香麻油即可食用。

康老師叮嚀

　　竹笙功能有益氣、補虛、降血脂、抗癌、減肥等功用。蓮藕生性寒涼，熟後
變溫，生藕有清熱、涼血、止血、散瘀功用，煮熟後健脾開胃、養血、止瀉。本
道膳食以滋陰潤燥藥材的特性，符合秋季之調理保健。

銀杏燴蒟蒻

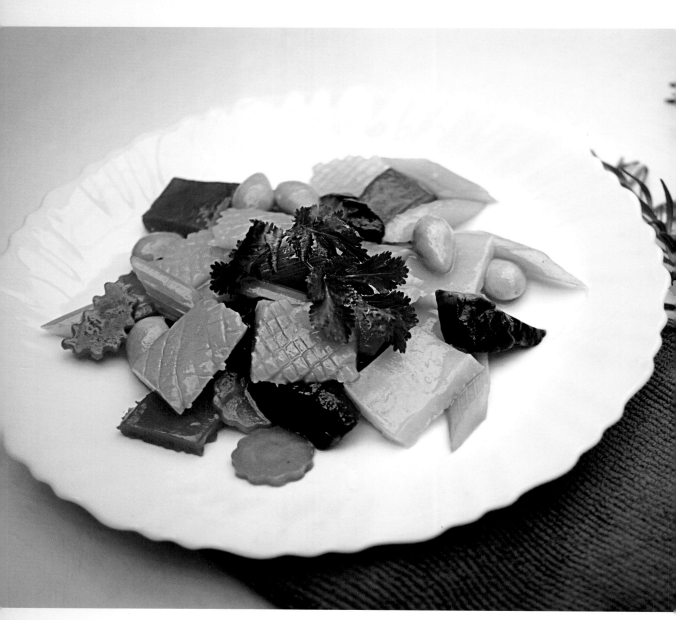

材料

銀杏1.5兩、蒟蒻300公克、西芹2條（約150公克）、紅蘿蔔小半條、乾香菇3朵、薑片少許、香菜少許、山藥粉少許

做法

1. 將銀杏用適量熱開水（淹過銀杏3公分為主）浸泡1個小時後，將水倒掉，反覆浸泡兩次後，當銀杏大小增大50%時，撈起瀝乾備用。
2. 西芹刨去表面老筋、切3公分大斜片備用。
3. 紅蘿蔔洗淨，削去外皮，切大花片備用。
4. 香菜用冷開水洗淨，再切2公分小段備用。
5. 香菇洗淨，用冷水（淹過香菇）浸泡2小時，瀝乾後切3公分粗片備用。
6. 蒟蒻洗淨，切3公分大斜塊，入沸水中汆燙3分鐘，撈起備用。
7. 炒鍋中放入少許油爆香薑片、香菇及紅蘿蔔，放入銀杏、蒟蒻拌炒，加入100cc冷開水（或高湯）煮開後續燜3分鐘，再加入西芹，煮開加少許鹽調味後，以山藥粉水勾薄芡（山藥粉1：冷開水2調勻），最後灑上香菜即可。

康老師叮嚀

　　銀杏又稱白果，功能有化痰定喘、止帶、固精縮尿。銀杏含有銀杏毒及百果酸、百果醇，尤其綠色胚芽最毒，所以不宜過量食用。蒟蒻為魔芋澱粉精製成品，有化痰散積、行瘀消腫、解毒抗癌的作用。對於秋季容易咳嗽者，這是道不錯的膳食。

花旗參燒腰果

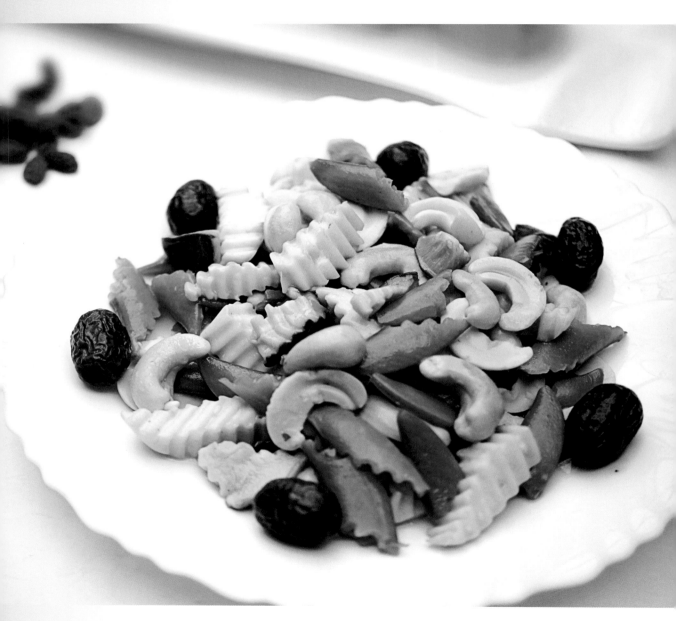

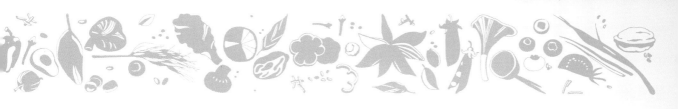

 ## 材料

花旗參2錢、黨參3錢、雞心棗6粒、生香菇4兩、杏鮑菇4兩、腰果4兩、甜豆莢2兩、山藥粉少許

 ## 做法

1. 生香菇、杏鮑菇洗淨,切2公分塊狀備用。
2. 將黨參、雞心棗及腰果放入鍋中,用1000cc水大火煮開,再以小火煎煮20分鐘,加入花旗參續煮20分鐘,撈出花旗參、黨參、腰果、雞心棗備用。
3. 甜豆莢挑去莢絲,洗淨,對切成兩半備用。
4. 炒鍋中放入少許油將兩種菇炒香,加入做法2之藥材湯汁燒煮入味時,再加入花旗參、黨參、腰果及雞心棗和甜豆莢煮開,加少許鹽調味,再用山藥粉水勾薄芡即可。

康老師叮嚀

　　腰果性平、味甘,有補腦養血、補腎、健脾、下逆氣、止久咳之功效。腰果中的某些維生素和微量元素成分,有很好的軟化血管的作用,對保護血管、防治心血管疾病大有益處。腰果含有豐富的油脂,可以潤腸通便、潤膚美容、延緩衰老。經常食用腰果可以提高機體抗病能力,增進食慾,使體重增加。

百合鮮炒

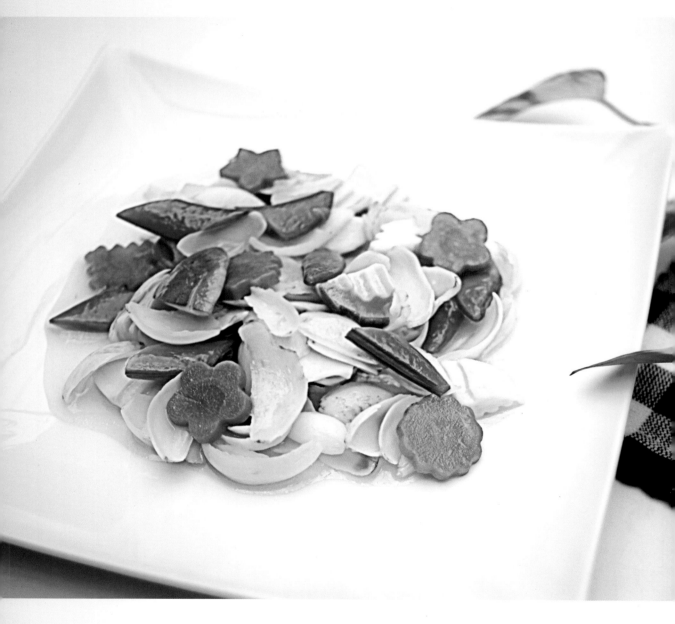

 材料

乾百合2兩、豌豆莢8條、紅蘿蔔6片、杏鮑菇8片、山藥粉少許

 做法

1.乾百合洗淨，用冷開水（淹過百合）泡開（約需2小時）備用。

2.豌豆莢挑去莢絲，洗淨，對切兩段備用。

3.紅蘿蔔洗淨，削去外皮，切小花片，入鍋用沸水氽燙，撈起瀝乾備用。

4.杏鮑菇洗淨，切小塊備用。

5.炒鍋中放入少許油，爆香杏鮑菇及紅蘿蔔，並依序加入百合（及浸汁）和豌豆莢，大火快速拌炒，加少許鹽調味，再用山藥粉水勾薄芡即可食用。

康老師叮嚀

　　百合分乾百合或鮮百合，主要的功用能養陰潤肺、止咳祛痰、清心安神。百合種類繁多，以原味百合口感較佳。由於秋季氣候不定，或因感冒或因唱誦引起咳嗽，本品適合用於調理或預防，用於止咳潤肺，以經過蜜炙效果更佳。

麥棗燒牛蒡

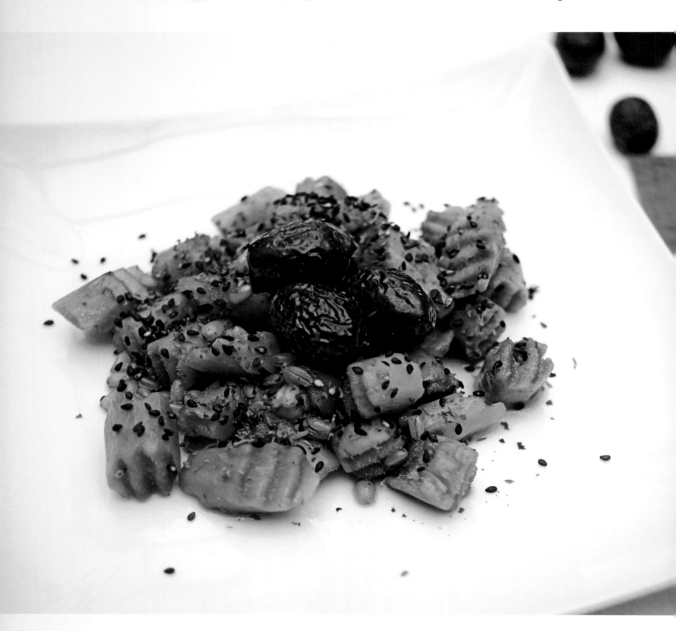

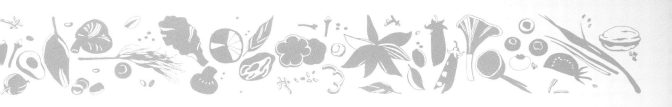

材料

浮小麥3錢、紅棗6個、甘草5分、茯神2錢、牛蒡1斤、黑芝麻1
錢、西式香料少許

做法

1.將牛蒡洗淨,輕輕刮除表皮後切成1.5公分厚斜片,泡入淡鹽水
中備用。

2.將黑芝麻洗淨,瀝乾,入鍋用小火炒香備用。

3.浮小麥、紅棗、甘草、茯神放入鍋中,用600cc水大火煮開後,
轉小火續煮30分鐘,去藥渣取濃汁,再加入牛蒡煮開,用小火燒
20分鐘,加少許鹽調味即可。

4.把燒至入味的牛蒡取出裝盤(可放上紅棗),最後灑上黑芝麻和
西式香料即可。

康老師叮嚀

隨著年紀的增長,人體的身體機能會漸漸衰退,失眠有因心氣不足、心失所
養引起,本道膳食有寧心安神的作用。

雙仁燴人參

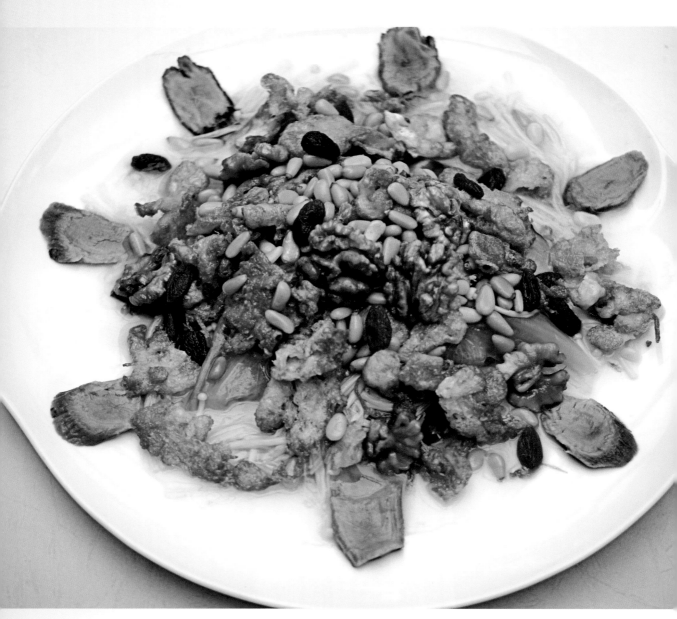

 材料

人參2錢、核桃仁1兩、松子仁1兩、枸杞3錢、金針菇1包（約200公克）、美生菜1個（約400公克）、蛋1個、山藥粉少許

 做法

1.將人參放入砂鍋中用250cc水煮開，熄火泡燜備用。

2.核桃仁入鍋用沸水汆燙2分鐘，撈起剝去皮膜備用。

3.松子仁洗淨，瀝乾備用。

4.枸杞用冷開水洗淨，再用冷開水（蓋過枸杞）浸泡2小時備用。

5.金針菇切去蒂頭，洗淨，對半切開備用。

6.美生菜洗淨，剝成約手掌大的片，入鍋用沸水快速汆燙，撈起瀝乾，裝盤備用。

7.起油鍋將核桃仁及松子仁小火炸成淡金黃色，撈起濾油備用。

8.蛋洗淨，打破去殼，打散，炒鍋中放入1碗油燒熱，將蛋汁慢慢倒入炒成蛋鬆，撈起濾油備用。

9.將金針菇加入做法1之藥湯中煮開，加少許鹽調味後用山藥粉水勾薄芡，再灑入枸杞及少許麻油，淋在做法6之美生菜上面，最後將核桃仁及松子仁、蛋鬆灑上即可。

康老師叮嚀

　　金針菇又叫增智菇，核桃又叫胡桃，和松子仁三者均有增強記憶力的效果，配合補氣的人參，適用於青少年學習階段的用腦過度，或過敏性引起之記憶力不集中。

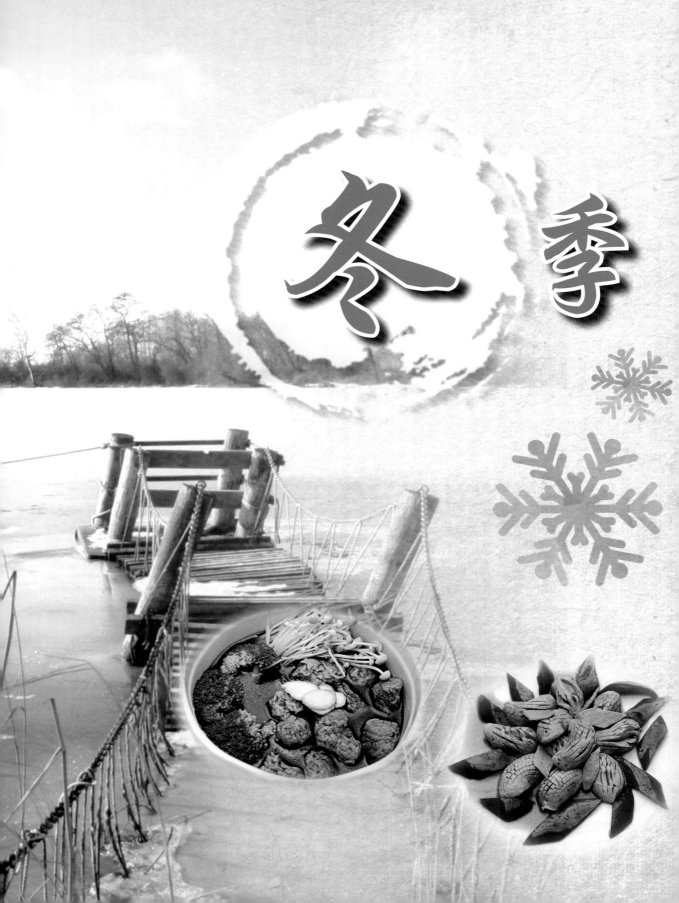

冬季

養生
保健藥膳

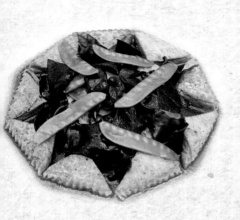

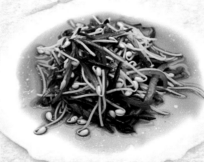

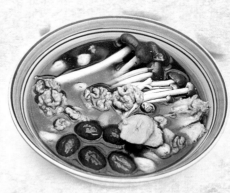

健骨益腎湯

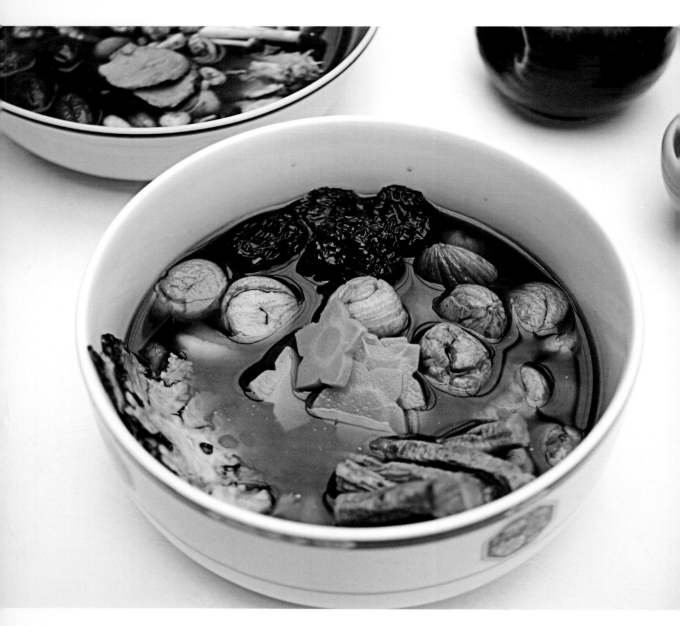

材料

酒製當歸2錢、川芎2錢、炒芍藥3錢、熟地3錢、炒白朮2錢、茯苓2錢、炙甘草1.5錢、杜仲3錢、續斷1.5錢、骨碎補2錢、黑棗10粒、栗子4兩、紅蘿蔔4兩

做法

1. 栗子洗淨，入鍋加適量水（淹過栗子）煮開，續煮3分鐘，撈起瀝乾，挑去表面皮膜備用。
2. 將藥材（當歸除外）放入砂鍋中，加2000cc水大火煮開，轉小火熬煮20分鐘，加入栗子煮開，轉小火續煮30分鐘備用。
3. 紅蘿蔔洗淨，削去外皮，切花片，入鍋用少許油炒至橙黃色油透出備用。
4. 當歸用水快速沖一下，再用1茶匙（約20cc）米酒浸泡備用。
5. 把當歸及浸汁和紅蘿蔔加入做法2之藥材湯中，續煮10分鐘，再將藥材撈除（亦可以不撈除），用少許鹽調味即可。

康老師叮嚀

　　杜仲品質以厚、絲多為佳，由於有降血壓作用，所以血壓低者不宜多食。冬季是腎臟保健最佳的季節，所以本道膳食運用氣血雙補及補肝腎藥材，是保健藥膳最佳的膳品。

杜仲素腰花

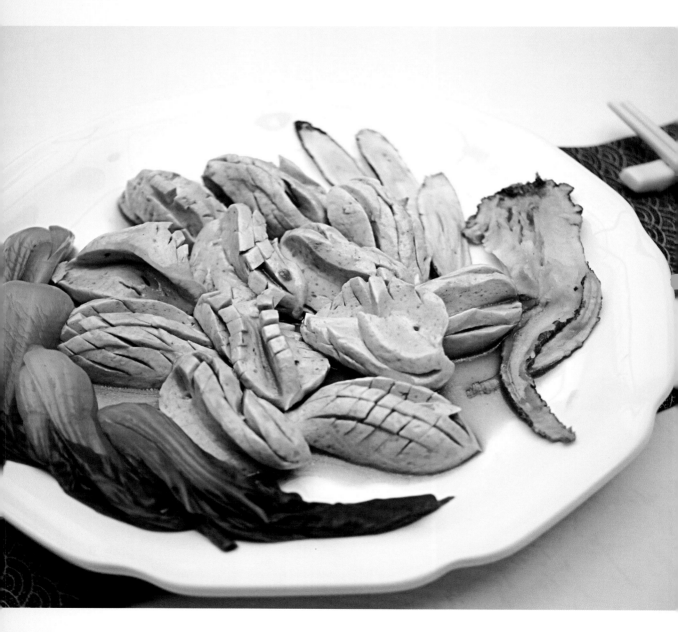

材料

酒製當歸1錢、杜仲3錢、黃耆2錢、老薑片8片、素腰花半斤、麻油少許

做法

1. 當歸用水快速沖一下，再用1茶匙（約20cc）米酒浸泡備用。
2. 杜仲、黃耆放入鍋中，加500cc水大火煮開，轉小火熬煮60分鐘，再把當歸加入煮開，熄火，泡燜備用。
3. 素腰花洗淨，入鍋用沸水汆燙2分鐘，撈起瀝乾備用。
4. 薑片放入炒鍋中用少許麻油小火爆至微黃，加入做法2之藥湯及素腰花煮開，轉小火續燒3分鐘，用少許鹽調味即可。

康老師叮嚀

　　本道膳食適合腎功能低下，引起腰背痠痛者調理。中醫理論腎主骨、肝主筋，筋骨問題離不開肝和腎，所以筋骨欲強壯，需加強肝和腎的保健。

蓯蓉養生湯

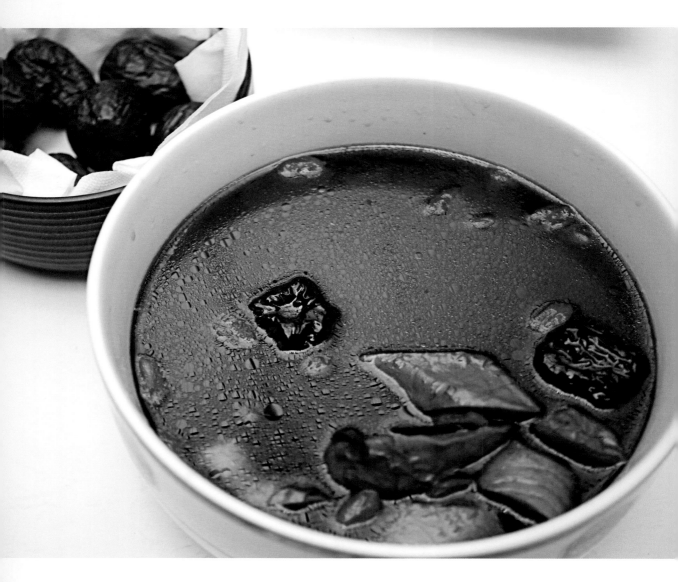

材料

製肉蓯蓉3錢、當歸2錢、川芎2錢、炒芍藥2.5錢、熟地2錢、花旗參2錢、白朮2錢、茯苓2錢、炙甘草1錢、黃耆2錢、肉桂5分、枸杞5錢、黑棗8粒、麵腸半斤

做法

1. 將肉蓯蓉、川芎、炒芍藥、熟地、白朮、茯苓、炙甘草、黃耆、枸杞、黑棗放入砂鍋中，加2000cc水大火煮開後，轉小火續煮40分鐘備用。

2. 當歸用水快速沖一下，再用1茶匙（約20cc）米酒浸泡備用。

3. 麵腸洗淨，切3公分寬粗斜塊，起油鍋略炸，或用少量麻油小火煎至兩面均呈金黃色，撈起濾油備用。

4. 將花旗參加入做法1之藥材湯中燉煮10分鐘，加入當歸及浸汁和肉桂、麵腸續煮10分鐘，用少許鹽調味即可。

康老師叮嚀

肉蓯蓉功能為補腎氣、益精血、潤腸躁、通大便、抗衰老，加在十全大補湯裏除了對頭暈目眩、足膝無力等有幫助，在冬天寒冷的季節裏，是一道不錯的補益膳食。

十全大補湯

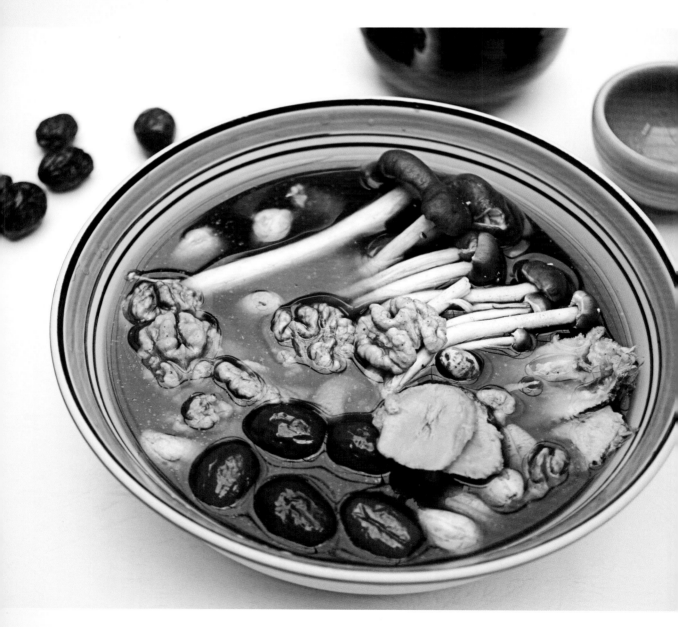

材料

當歸2錢、川芎2錢、炒芍藥3錢、熟地3錢、白朮2錢、茯苓2錢、炙甘草1錢、蜜黃耆2錢、人參2錢、肉桂1錢、枸杞3錢、雞心棗8粒、核桃2兩、腰果3兩、柳松菇1包（約150公克）

做法

1. 將川芎、炒芍藥、熟地、白朮、茯苓、炙甘草、蜜黃耆、枸杞、雞心棗放入砂鍋中，加2000cc水大火煮開後，轉小火續煮20分鐘後備用。
2. 當歸用水快速沖一下，再用1茶匙（約20cc）米酒浸泡備用。
3. 核桃仁、腰果用水快速沖洗，瀝乾備用。
4. 柳松菇切去蒂頭，洗淨備用。
5. 將核桃仁、腰果加入做法1之藥材湯中煮開，轉小火續煮20分鐘備用。
6. 再將人參加入做法5之藥材湯中，燉煮10分鐘後，加入當歸（及浸汁）和肉桂、柳松菇，續煮10分鐘，用少許鹽調味即可。

康老師叮嚀

　　十全大補湯是名方，也是民間常用氣血雙補的必要藥方，主要的功用在補益氣血，特別適合氣血不足、虛勞咳嗽、食少、遺精、腳膝無力、婦女崩漏者調理。方中的肉桂需真正的去皮油桂肉，才不致上火，引起躁性的體質。

黃精燒栗子

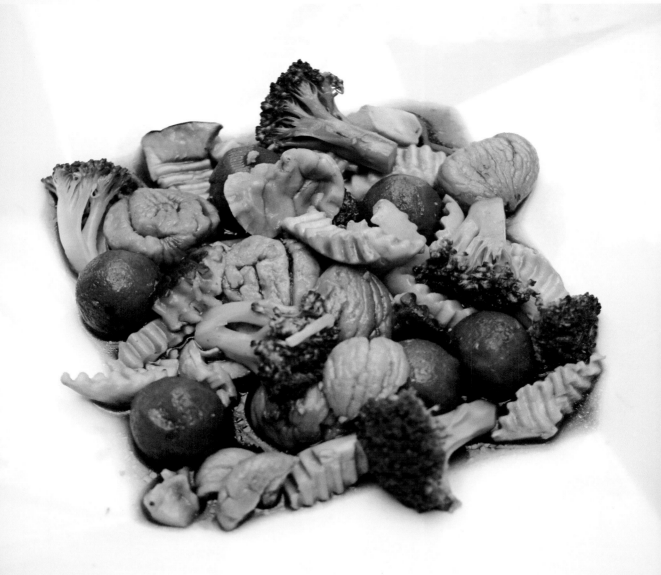

材料

黃精3錢、人參2錢、黃耆3錢、胡蘿蔔1條、生香菇4兩、杏鮑菇4兩、栗子3兩、青花椰菜半顆、山藥粉少許

做法

1. 生香菇、杏鮑菇洗淨，切長3公分、寬1.5公分塊狀備用。

2. 栗子洗淨，入鍋用適量水（淹過栗子）煮開，續煮3分鐘，撈起瀝乾，挑去表面皮膜備用。

3. 將黃精、黃耆及栗子放入砂鍋中，加1000cc水大火煮開，再以小火煎煮20分鐘，再加入人參煮20分鐘，撈出栗子和人參備用。

4. 胡蘿蔔洗淨，削去外皮，用挖球器挖成圓球狀備用。

5. 青花椰菜洗淨，切小朵，入沸水中汆燙，熄火浸泡1分鐘，撈起瀝乾備用。

6. 炒鍋中放入少許油，將胡蘿蔔用中小火拌炒2分鐘，再將兩種菇放入炒至菇蕈的香氣透出來，加入做法3之藥材湯煮開，以小火燒煮5分鐘，再加入栗子、人參及青花椰菜煮開，加少許鹽調味，用山藥粉水勾薄芡即可。

康老師叮嚀

　　栗子性溫味甘，有健脾養胃、補腎強筋之功。蘿蔔有白蘿蔔、胡蘿蔔兩種，人參忌蘿蔔，一般指的是白蘿蔔。白蘿蔔生性寒涼，胡蘿蔔性平味甘，所以白蘿蔔要煮熟後性較溫，避免與人參性味功效相抵消。本道膳食適合腎氣虛者來調理。

茴香素肉

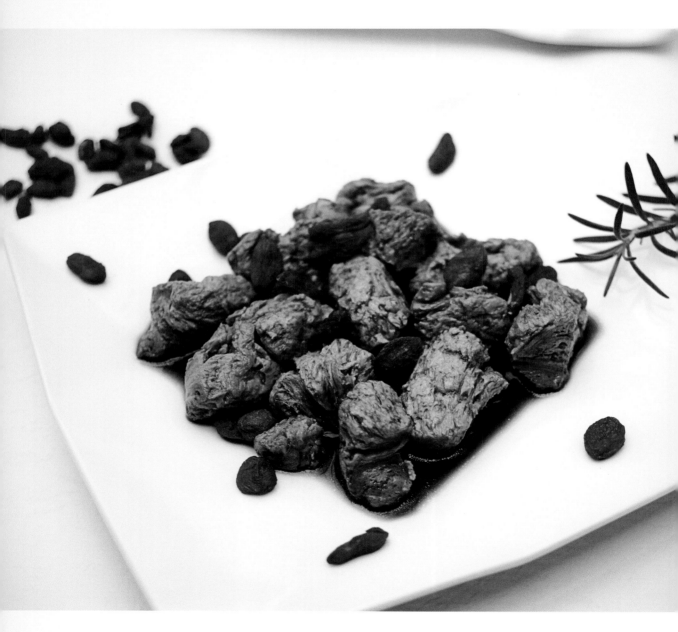

材料

黃精2錢、黃耆2錢、枸杞3錢、當歸5分、大茴3分、小茴3分、花椒3分、甘草3分、桂尖少許、素肉塊4兩

做法

1. 素肉塊用冷水（淹過素肉塊）泡開（約需1小時），撈起擰乾水分，入油鍋略炸（或用少許油煎），至兩面呈金黃色，撈起濾油備用。
2. 所有藥材放入鍋中，加700cc水煮開，轉小火燉煮30分鐘備用。
3. 將素肉塊加入做法2之藥材湯中煮開，轉小火續煮5分鐘，用少許鹽調味，熄火泡燜15分鐘，撈起裝盤即可。

康老師叮嚀

　　黃精主要功效為補中益氣、滋補強壯、健筋骨、降血糖、降血壓，為古時民間常用的醬菜，傳統中做為藥食兩用。配合補氣的黃耆、滋陰明目的枸杞，適用於腎氣不足調理之用。素食的食材，盡量選擇較天然健康的食品，一般常會有非天然添加輔料或化學的素食食材，素食的料理上，滷味的菜餚並不多，在葷類的食材要去腥，必須靠辛香味重的藥材，但素食的菜料只需少許辛香藥材，即可提味。而辛香藥材大部分皆屬辛溫，容易引起燥性、體熱生火，所以不宜過量。

蓯蓉鮑片

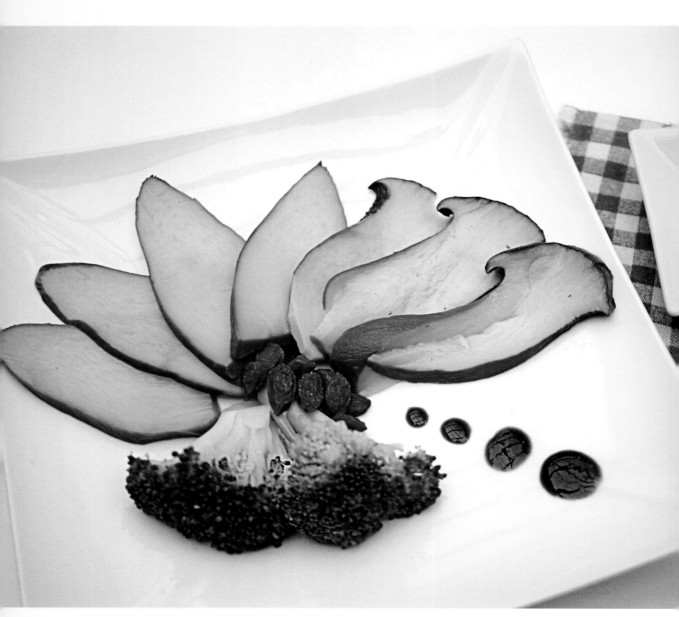

材料

肉蓯蓉2錢、熟地3錢、菟絲子2錢、川芎3錢、桂尖3錢、枸杞3
錢、杏鮑菇1斤、綠花椰菜少許、山藥粉少許

 做法

1. 肉蓯蓉、熟地、菟絲子、川芎、桂尖放入鍋中，加750cc水大火
   煮開後，轉小火續煮40分鐘備用。
2. 杏鮑菇洗淨備用。
3. 綠花椰菜洗淨，切大朵，再放入滾水中汆燙，撈起瀝乾備用。
4. 枸杞用冷開水洗淨，再用冷開水（蓋過枸杞）浸泡2小時備用。
5. 將杏鮑菇加入做法1之藥材湯中煮開，加少許鹽調味，用中小火
   燜煮10分鐘，撈起瀝乾，切片擺盤備用。
6. 再將煮杏鮑菇湯（100cc）用山藥粉水勾薄芡，淋於杏鮑菇上，
   再擺上枸杞及綠花椰菜即可。

康老師叮嚀

　　杏鮑菇的色澤乳白，肉質肥厚，質地細膩脆嫩，富含多種蛋白質、氨基酸、
礦物質及維生素，營養價值極高。本道膳食運用一些具有補腎益精及補血的藥
材，讓味道較平淡的杏鮑菇變得更加有口感，同時也達到補益的作用。

咖哩蘑菇

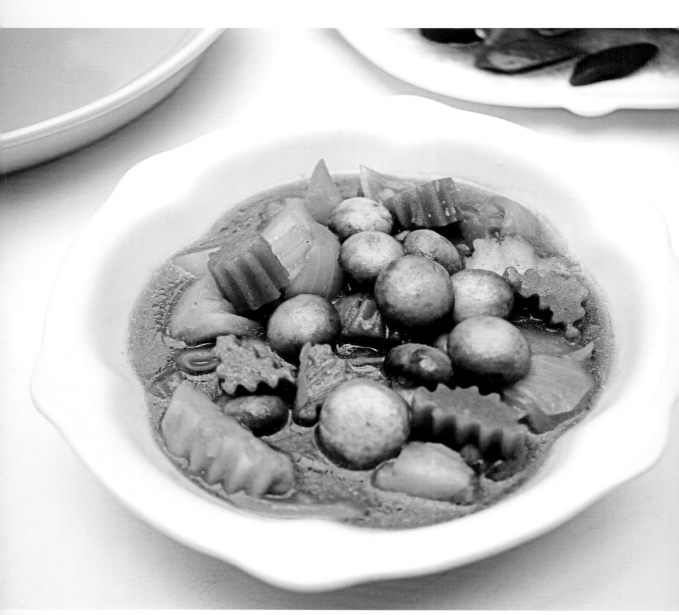

材料

馬鈴薯1個、紅蘿蔔1條、洋蔥半個、蘑菇6兩、山藥粉少許、咖哩粉少許

 做法

1.馬鈴薯、紅蘿蔔洗淨,削去外皮,切2公分小塊備用。

2.洋蔥去皮,洗淨,切2公分小塊備用。

3.蘑菇洗淨,大的切成2等分備用。

4.炒鍋中放入少許油,將蘑菇炒至軟透撈起,再將洋蔥放入炒香,依序放入紅蘿蔔、馬鈴薯及高湯或水(淹過所有材料1公分高),煮至馬鈴薯熟爛時再加入蘑菇、咖哩粉拌勻,加少許鹽調味,用山藥粉水勾薄芡即可。

康老師叮嚀

　　山藥與馬鈴薯皆有補脾益胃的功效,而山藥含有消化酶,能促進蛋白質和澱粉的分解。蘑菇性涼味甘,有理氣、開胃、補脾益氣、化痰、降血糖之用。咖哩粉源於印度,主要材料有胡椒、辣椒、生薑、肉桂、肉豆蔻、茴香、甘草等,有溫胃散寒的作用,惟胃疾者須慎用。

豆芽拌汁

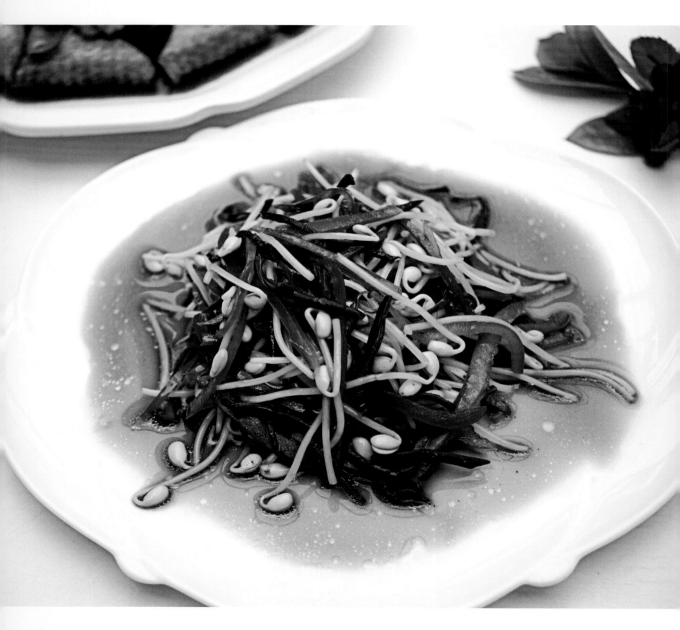

材料

熟地3錢、黃豆芽半斤、青椒半個、紅椒半個、乾黑木耳5錢

做法

1. 把乾黑木耳用冷水浸泡，約需3小時才能完全泡開，洗淨，去蒂頭，切細絲備用。
2. 熟地放入小鍋中用250cc水燒開，轉小火燒至剩50cc成濃汁備用。
3. 黃豆芽洗淨，摘去根部。青椒、紅椒洗淨，切去蒂頭及去籽，切成細絲備用。
4. 炒鍋中放入少許油將黃豆芽炒過，再加入150cc高湯或水，燜煮至湯汁收乾，再把黑木耳、青椒、紅椒及做法2之藥材濃汁加入，大火快炒，用少許鹽調味，盛起置於盤內即可。

康老師叮嚀

　　地黃分生地黃及熟地黃，生地黃能清熱涼血、止血、養陰，熟地是生地黃經過砂仁、黃酒蒸製而成，能補血、滋陰、益精，補益膳食使用均以熟地居多。

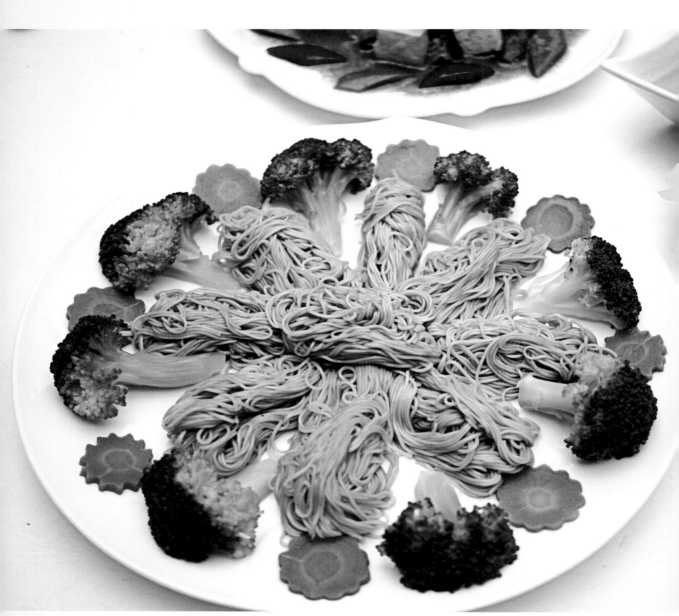

材料

當歸2錢、川芎2錢、炒芍藥3錢、熟地2錢、黃耆4錢、黨參3錢、福圓肉3錢、枸杞3錢、青花椰菜半顆、紅蘿蔔少許、薑絲少許、麵線1包（約300公克）、黃酒30cc

 ## 做法

1. 當歸、川芎、炒芍藥、熟地、黃耆、黨參、福圓肉、枸杞放入鍋中，加2000cc水大火煮開後，轉小火續煮40分鐘，撈除藥材，再加入黃酒煮開備用。
2. 青花椰菜洗淨，切小朵，入鍋用沸水汆燙，熄火浸泡1分鐘，撈起瀝乾備用。
3. 紅蘿蔔洗淨，削去外皮，切花片，入鍋用少許油炒至橙黃色油透出備用。
4. 將青花椰菜、紅蘿蔔、薑絲加入做法1之藥湯中煮開，用少許鹽調味即可。
5. 鍋中放入1500cc水煮開，將麵線放入燙熟，撈起後加入100cc做法4之藥材湯及少許麻油拌勻，裝盤即可。
6. 做法4剩餘的藥材湯，可當湯，配麵線食用。

康老師叮嚀

本道膳食適用於平素氣血兩虛者，其中黨參、黃耆可補元氣；當歸、川芎、熟地可補血、滋陰、活血；福圓也叫龍眼、桂圓，功能為補血、安神、益腦力、養心脾、活血；枸杞則有補肝腎、益精血、明目的功用。加入桂圓、枸杞除了可以讓湯汁更為香甜外，也提升補益的功能。

八寶補益湯

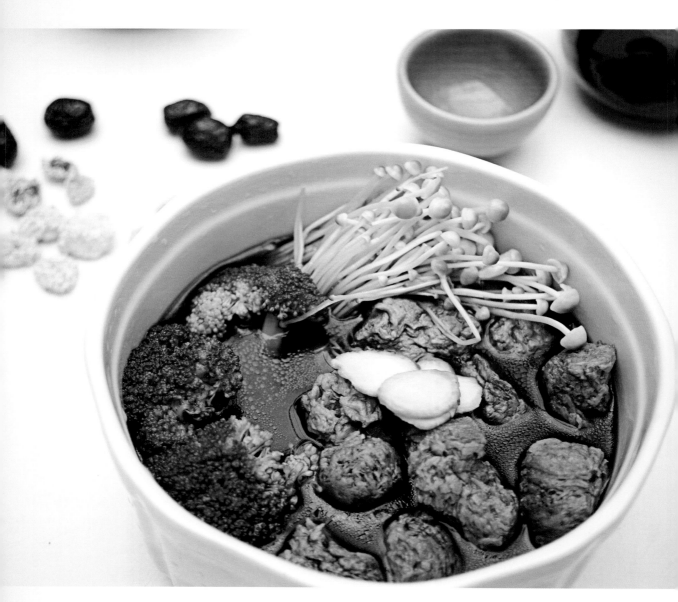

材料

當歸2.5錢、炒芍藥3錢、川芎2.5錢、熟地3錢、炒白朮2.5錢、茯苓2.5錢、花旗參2錢、炙甘草1.5錢、黃耆3錢、枸杞3錢、黑棗12粒、素肉塊4兩、黃金針菇1包（約250公克）、青花椰菜半顆

做法

1. 將炒芍藥、川芎、熟地、炒白朮、茯苓、炙甘草、黃耆、枸杞、黑棗放入砂鍋中，加2000cc水大火煮開，再以小火續煎煮40分鐘備用。
2. 當歸用水快速沖一下，再用1茶匙（約20cc）米酒浸泡備用。
3. 素肉塊用冷水（淹過素肉塊）泡開（約需1小時），撈起擰乾水分，入油鍋略炸（或用少許油煎），至兩面呈金黃色，撈起濾油備用。
4. 青花椰菜洗淨，切小朵，入鍋用沸水汆燙，熄火浸泡1分鐘，撈起瀝乾備用。
5. 黃金針菇切去蒂頭，洗淨，分成小撮備用。
6. 將花旗參加入做法1之藥湯中續煮15分鐘，再加入當歸及浸汁、素肉塊和黃金針菇續煮5分鐘，最後放入青花椰菜煮開，加少量鹽調味即可。

康老師叮嚀

　　四物湯加四君湯為八珍湯，適用於氣血雙虛者調養。本道是運用八珍湯的作用和食材燉煮而成，氣虛則血虛，民間常用此方來做為經期後或病後調理。一般八珍湯組成內含有人參，人參也可用花旗參或黨參，然種類不一樣，功效亦不同，人參即為紅參，調補全身的氣，花旗參則調補肺胃氣，黨參則偏於胃脾之氣，此道膳食即是用花旗參來補氣。

核桃香酥

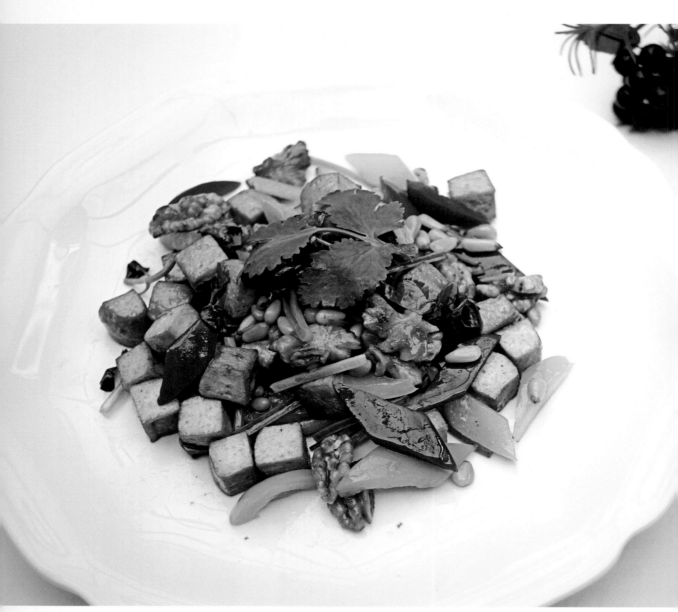

材料

核桃仁1兩、松子仁1兩、方豆干8兩、紅甜椒半個、黃甜椒半個、香菜少許

 做法

1. 豆干洗淨，每個切成9小塊備用。
2. 核桃仁入鍋用沸水汆燙2分鐘，撈起剝去皮膜備用。
3. 松子仁洗淨，瀝乾備用。
4. 紅甜椒、黃甜椒洗淨，切去蒂頭，切成1.5公分小塊備用。
5. 香菜洗淨，切2公分小段，再用冷開水洗淨備用。
6. 炒鍋中放入冷油，用小火依序將松子仁、核桃仁、豆干略炸至呈淡金黃色，撈起濾油備用。
7. 紅甜椒、黃甜椒用鍋底剩油快速炒香，再將炸好的核桃仁、松子仁、豆干加入混合拌炒，加少量鹽調味，灑上香菜拌勻即可。

康老師叮嚀

核桃助火生痰，陰虛火旺者不宜多食。核桃能讓人頭髮烏黑，主要含有維生素A和大量維他命B_3，增強皮膚的抵抗力，讓皮膚光滑、頭髮烏黑。海松子又叫松子仁，功能為補氣養液、潤肺滑腸，松子仁是美容保健的聖品，也是老人便秘最佳的調理品。上述二者均不宜高溫油炸，烹煮時蒸、炒或低溫過油即可。

地黃燒豆腐

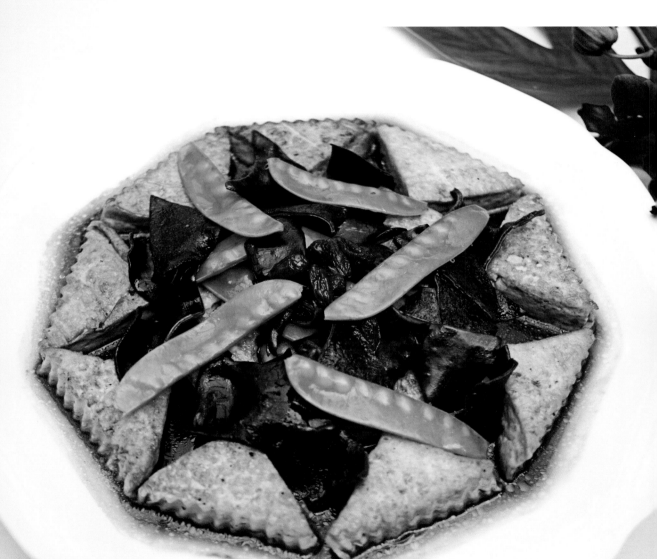

材料

熟地2錢、黃耆3錢、枸杞3錢、黑芝麻1錢、豆腐1塊、乾黑木耳3錢、豌豆莢8條、紅蘿蔔片6片、洋蔥1/4個、山藥粉少許

 做法

1. 將豆腐洗淨，切成厚1公分、寬4公分塊狀，用少許油煎至兩面呈金黃色備用。
2. 將黑芝麻洗淨，瀝乾，入鍋用小火炒香備用。
3. 把乾黑木耳用冷水浸泡，約需3小時才能完全泡開，洗淨，切去蒂頭，切片備用。
4. 洋蔥去皮，切去頭尾部，切成片狀備用。
5. 熟地、黃耆、枸杞放入鍋中，加500cc水大火煮開後，轉小火續煮30分鐘，濾去藥渣（保留枸杞備用），取濃汁備用。
6. 炒鍋中放入少許油，將洋蔥及紅蘿蔔放入爆香，再加入做法5之藥材湯及豆腐、黑木耳煮開，用中小火燒至入味，再把豌豆放入快速拌炒，加少許鹽調味，用山藥粉水勾薄芡即可。
7. 把豆腐取出裝盤，最後擺上枸杞、灑上黑芝麻即可。

康老師叮嚀

　　熟地功能為補血、滋陰、益精。黃耆功用為補脾肺氣、升陽舉陷、益衛固表、利尿消腫、托毒生肌。枸杞子有補肝腎、益精血、明目的功用。豆腐性涼味甘，可益氣寬中、生津潤燥、清熱解毒。黑芝麻有補肝腎、潤腸躁、通乳汁、烏髮鬚等功用。黃耆為補氣要藥，配上補血、調血的當歸，適用於血虛者。

首烏養生蛋

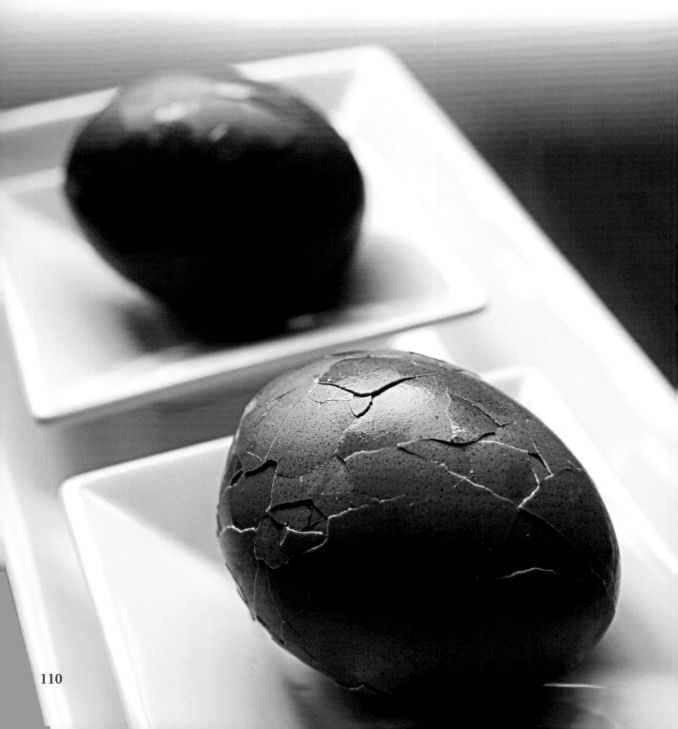

材料

當歸2錢、黃耆3錢、枸杞3錢、何首烏5錢、川芎1.5錢、黃精3錢、大茴5分、小茴5分、花椒5分、桂枝5分、雞蛋20顆

做法

1. 將雞蛋清洗乾淨，瀝乾備用。
2. 將所有藥材放入鍋中，加2000cc水大火煮開，轉小火煎煮30分鐘，放涼備用。
3. 把洗乾淨的蛋放入做法2之藥材湯中，以中小火燒開後，再以文火慢煮30分鐘，撈起蛋輕輕敲裂，用少許鹽調味，再放入湯中燒煮1小時，熄火浸泡直至入味即可。

康老師叮嚀

　　本道膳食選用補益氣血的藥材，搭配一些辛香的材料提味，使得蛋吃起來更加有味道，也有促進食慾的作用。黃精有滋陰益精、補脾益氣的功效，在這道膳食裏，黃精除了有補益的作用，還有上色的功能，讓蛋看起來更加的美味可口！

補陽還少鍋

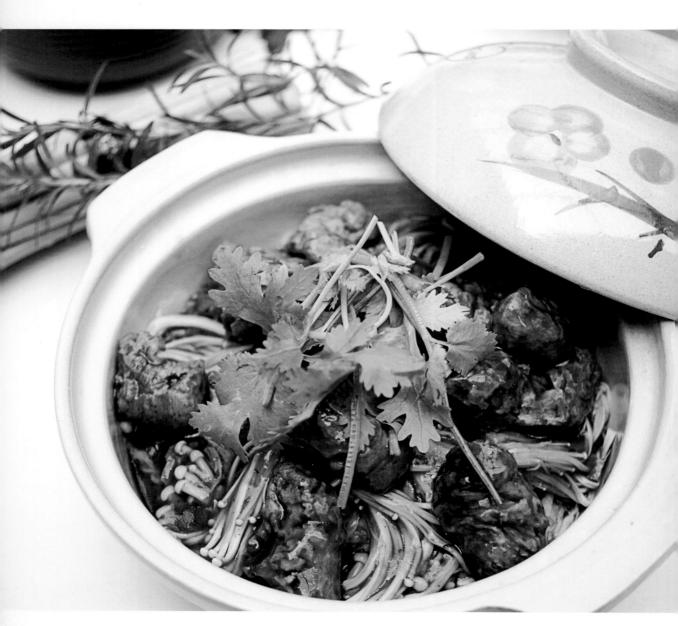

材料

山藥3錢、大棗6粒、淮牛七1.5錢、茯苓2.5錢、山茱萸1.5錢、杜仲3錢、五味子5分、巴戟天1.5錢、遠志1.5錢、熟地2.5錢、小茴香1錢、九節菖蒲1.5錢、肉蓯蓉1.5錢、枸杞3錢、歸尾2錢、川芎2錢、炙甘草1錢、娃娃菜1包（約300公克）、金針菇1包（約200公克）、素肉塊4兩、香菜少許、胡麻油少許、薑片12片、山藥粉少許

 做法

1. 素肉塊用冷水（淹過素肉塊）泡開（約需1小時），撈起擰乾水分，入油鍋略炸（或用少許油煎），至兩面呈金黃色，撈起濾油備用。

2. 所有藥材放入鍋中，加1500cc水煮開，轉小火煎煮60分鐘，熄火濾去藥材備用。

3. 娃娃菜清洗乾淨，對切成半，入鍋用沸水汆燙，撈起瀝乾，置於砂鍋中備用。

4. 炒鍋中放入少許的胡麻油，將薑片放入，以文火爆至微黃備用。

5. 香菜用冷開水洗淨，再切成2公分小段備用。

6. 金針菇切去蒂頭，洗淨，分成小撮備用。

7. 把素肉塊、金針菇及爆好的麻油薑，加入做法2之藥材湯中，小火煮5分鐘，加少許鹽調味，用山藥粉水勾薄芡，盛在娃娃菜上，再把香菜放入即可。

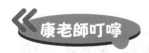 康老師叮嚀

本道膳食主要以古方還少丹加減入膳，是適用於冬季的養生保健膳食。

鎖陽腰花

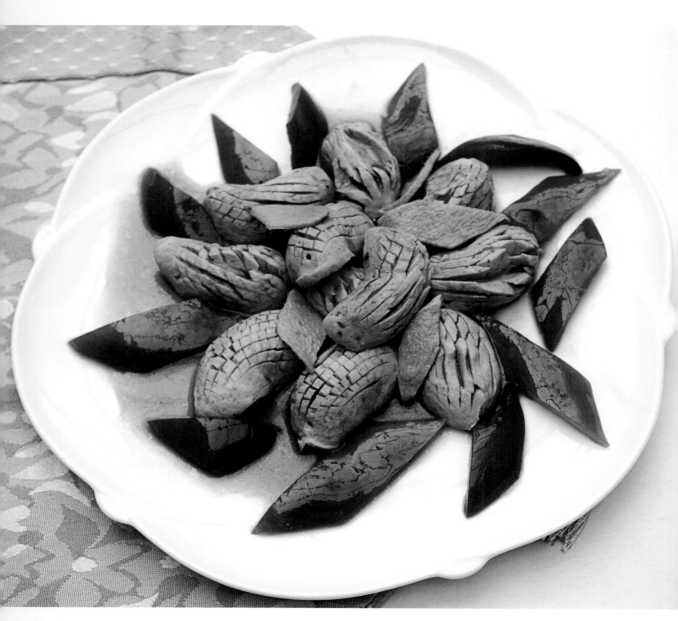

材料

鎖陽3錢、杜仲2錢、黃耆3錢、素腰花半斤、青椒半個、紅椒半個、山藥粉少許

 做法

1. 將鎖陽、杜仲、黃耆放入鍋中，加600cc水大火煮開，轉小火熬煮60分鐘，濾去藥材備用。
2. 素腰花洗淨，入鍋用沸水汆燙2分鐘，撈起瀝乾備用。
3. 青椒、紅椒洗淨，切去蒂頭，切成3-4公分片狀備用。
4. 炒鍋放入少許油，將青椒、紅椒放入大火快炒，撈起濾油備用。
5. 將素腰花加入做法1之藥材湯中煮開，轉小火續燜煮5分鐘，再放入青椒、紅椒快速拌炒，加少許鹽調味，用山藥粉水勾薄芡即可。

康老師叮嚀

中醫云：「腎主骨，腎為腰之府。」一般人若容易腰痠膝軟，即為腎虛的表現，本道膳食常食用，有益氣補腎的功效。

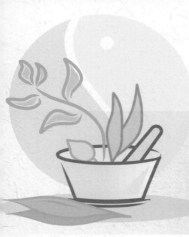

藥膳常用藥物

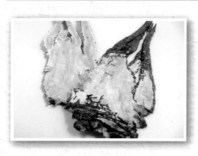

當歸

別名：秦當歸、雲當歸、川當歸。

來源：為傘形科植物當歸的根。

性味：甘、辛、溫。內含有揮發油、脂肪油、葉酸、生物素、維生素A類、維生素B_{12}、維生素E等。

效能：具有補血活血、調經止痛、潤燥滑腸的功效。

運用：適用於婦女月經不調、經閉腹痛、癥瘕結聚、崩漏、血虛頭痛、眩暈、痿痺、腸躁便秘、赤痢後重、跌打損傷等症。

康老師說明

當歸分為當歸條、當歸片、當歸尾，市售當歸片分為港歸片、酒製當歸片等。當歸因含有揮發油，所以須酒潤濕開片，市場因價格問題，普遍未有酒製當歸片。再者常有以當歸之劣品，經乾燥漂白後稱野生當歸頭來欺騙消費者，不得不慎。

當歸尾

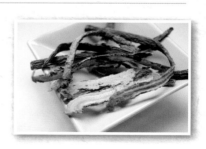

來源：為傘形科草本植物當歸的乾燥根。

性味：甘、辛、溫。

效能：有補血、活血止痛、潤腸的功效。

運用：適用於婦女月經不調、經閉腹痛、癥瘕結聚、痿痺、腸躁便秘、跌打損傷等症。

康老師說明

當歸尾又叫歸尾，是當歸的鬚根。依產地來源不同，產自甘肅閩縣稱西當歸或秦當歸，產自四川的叫川當歸，雲南產的稱雲歸。中醫對當歸的應用，歸身用於身體的補益；歸尾則用於四肢的血液循環。依製作不同藥膳需要的補益效用，就須選擇不一樣的藥材。而當歸的香氣在它的精油，要保留精油的部分，煎煮時必須後下或用酒精萃取。

川芎

別名：芎藭、撫芎、京芎、山鞠芎。

來源：為傘形科草本植物川芎的根莖。

性味：辛、溫。含有揮發油、生物鹼、阿魏酸、酚性物質等。

效能：具有活血行氣、祛風止痛的功效。

運用：適用於月經不調、經閉痛經、難產、產後瘀阻腹痛、脅肋疼痛、頭痛、風濕痺痛等症。

康老師說明

川芎因含有揮發油，在炮製開片亦須酒製，一般為了讓其漂亮，不易蛀蟲、發霉，常以硫磺來燻。如果以酒製之川芎不易發霉，但與空氣接觸氧化之後，則色澤較深色，此乃是正常。

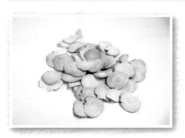

白芍藥

別名：白芍。

來源：為毛茛科多年生草本植物芍藥的乾燥根。

性味：苦、平、微寒。含有芍藥苷、苯甲酸、揮發油、脂肪油、樹脂、鞣質、糖、澱粉、粘液質、蛋白質、三萜類等成分。

效能：具有養血柔肝、緩中止痛、斂陰收汗的功效。

運用：適用於胸脅疼痛、瀉痢腹痛、體虛多汗、陰虛發熱、月經不調、胎產諸症。

康老師說明

麩皮炒過後的芍藥稱炒芍藥，主要用於溫補藥內。沒炒過原芍藥稱為生芍，主要用於止痛、鎮痙方面。市售芍藥有圓切、直切和斜切等片狀，在品質上較無變化。

白朮

別名：於朮、天仙朮、炒朮。

來源：為菊科植物白朮的根莖。

性味：甘、苦，入脾、胃兩經。內含揮發油、維生素A。

效能：具有健脾益氣、燥濕利水、益氣止汗的功效。

運用：適用於脾胃虛弱、不思飲食、倦怠、少氣、泄瀉、自汗、胎氣不安等症。

康老師說明

白朮上等貨品以狗頭朮著稱，顏色變黃或紅是因土炒的關係。黃土炒可達到中和的目的。另同為菊科之蒼朮與白朮效用有別。蒼朮燥濕力較強，氣味辛烈，且可發汗散邪，因此補脾胃藥均用白朮而不用蒼朮。

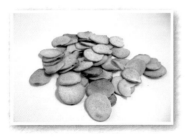

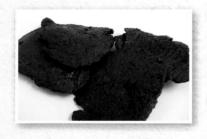

熟地黃

別名：舊地、大熟地，原名熟乾地黃。

來源：為玄參科植物地黃的根莖。

性味：甘、微溫。含有樟醇地黃素、維生素A、醣類、甘露醇、氨基酸等成分。

效能：具有滋陰補血、補精益髓的功效。

運用：適用於血虛諸證、婦女月經不調、肝腎陰虛、消渴症、精血虧虛、腎虛勞嗽等症。

康老師說明

熟地原材料為生地黃，經過砂仁酒蒸製而成，砂仁酒製的意義，在於熟地甘潤黏膩，在胃中不容易消化而起胃酸或拉肚子。市售熟地片由於炮製熟地費時費工，須九蒸九曬而成，故一般常以石礬或其他輔料煮透切片，不但在品質上有差異外，在效果上更是有其缺點，對身體沒有幫助，更容易造成拉肚子現象。辨別可以聞味道和取一小片入口細咬，有香味、無沙和無酸味即是上藥。

人參

別名：高麗參、移山參。

來源：為五加科多年生植物人參的乾燥根。

性味：甘、微苦、平。含人參皂苷、葡萄糖、揮發油、人參醇、人參酸、氨基酸、麥芽糖、果糖、蔗糖、維生素 B_1、B_2、菸鹼酸等。

效能：人參具有大補元氣、安神、固脫生津的作用。

運用：適用於勞傷虛損倦怠、反胃吐食、虛咳喘促、陰虛盜汗、驚悸健忘、眩暈頭痛、婦女崩漏、氣血雙虧、神志失養、陽痿遺精、消渴症等。

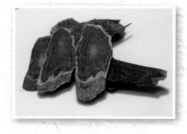

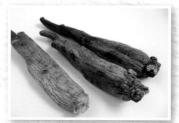

康老師說明

人參分白參與紅參，白參是指鮮人參乾燥而成，一般台灣市場較少使用，因其沒有經過炮製糖化。紅參是將鮮人參經過人工炮製糖化，等級上區分為天、地、良、切和細尾參；切參是指天、地、良混合斷枝次極品；細尾參是指摘除之腳，在效果上是以人參的身切片較佳。市場上常以低價的大陸紅參來冒充高麗人參，選擇上等人參時，須在年輪色澤還有在切片時不黏刀等方面來注意，避免吃虧。

西洋參

別名：粉光參、西洋人參、洋參、花旗參。
來源：為五加科多年生草本植物西洋參的乾燥根。
性味：甘、苦，涼。含有人參皂苷、樹脂、揮發油。
效能：具有補氣養陰、清火生津、強壯和鎮靜的作用。
運用：適用於肺腎陰虛症、氣虛所致引起之少氣、口乾口渴、
　　　乏力等症。

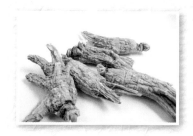

康老師說明

粉光參又叫西洋參，產於美國，也叫花旗參。市場上分野泡
參、移種參。野泡參量少價格昂貴。移種參價格適中，但近年
來發現以大陸白干參偽充，相當嚴重。購買時以質輕肉白，入
口甘、微苦較佳。但如肉色太白亦不好，可能有燻磺過量的疑
慮。

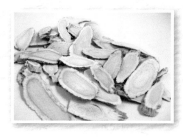

東洋參

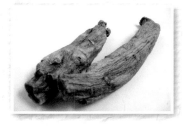

別名：洋參。
來源：為五加科植物人參的根。
性味：性溫、味辛。
效能：具有大補元氣、補肺益脾、生津、安神的作用。

康老師說明

東洋參、西洋參均屬於人參的一種，顧名思義，東洋參產於日
本福島、常野、島根等地。東洋參與西洋參一樣，性偏涼，不
像紅參性溫，容易上火。市場上近年來有其他地區栽種的產
品，品質亦有差別。

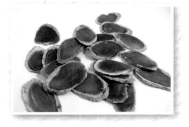

人參鬚

來源：為五加科植物人參的根鬚。
性味：性溫、味甘微苦。
效能：具有大補元氣、補益脾肺、生津止咳、安神定志的作
　　　用。

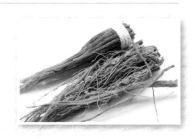

康老師說明

人參洗淨曬乾稱生曬參，經糖水浸製後曬乾為白參或糖參，蒸熟曬乾或烘乾稱為紅參，紅參切
取的細根鬚，叫人參鬚。人參頭又叫參蘆，性寒。參鬚與參頭一樣性偏寒涼，適用於溫熱性體
質調養，所以在夏季運用較多。參鬚是由人參身取下，有別於人參幼株，所以購買時要慎選。

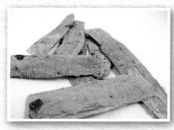

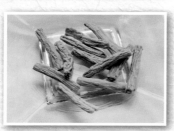

黨參（原名上黨人參）

別名：潞黨、台黨、防黨。

來源：為桔梗科多年生草本植物黨參的乾燥根。

性味：甘、平。入脾、肺兩經。黨參含有多種氨基酸、皂苷、醣類、微量生物鹼、澱粉、粘液質等成分。

效能：具有補中益氣、生津養血的功效。

運用：適用於脾胃虛弱、氣血兩虧、體倦無力、食少口渴、久瀉脫肛等症。

康老師說明

黨參在市場上分為支黨參、天水黨參、紋黨參。其中以紋黨參效果較好，口感較佳，價格昂貴，常以支黨或天水黨取代。黨參和人參基本上歸脾、肺兩經，作用上差一點，如果經濟的考慮，可以用黨參來替代人參。

茯苓

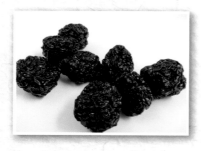

別名：雲苓、丙苓。

來源：為多孔菌科真菌茯苓的菌核。

性味：甘、淡平。內含 β－茯苓聚糖、茯苓酸、麥角固醇、膽鹼、組氨酸、卵磷脂、鉀鹽等成分。

效能：具有滲濕利水、益脾和胃、寧心安神的功效。

運用：適用於小便不利、水腫脹滿、痰飲咳逆、嘔吐泄瀉、遺精、淋濁、驚悸、健忘等症。

康老師說明

茯苓除去外層呈淡紅色者稱「赤茯苓」，內層白色者稱「白茯苓」，中間有松根穿過者稱「茯神」，最外層皮稱「茯苓皮」。赤茯苓與茯苓皮偏於利濕，白茯苓偏於健脾，茯神則偏用於安神。茯苓研粉近來有應用於美容方面，市場上普遍燻磺，在四神湯裏加入燻磺茯苓則會變酸，所以應注意。

黑棗

來源：為鼠李科大本植物棗的果實。

性味：性溫、味甘。入脾、胃經。

效能：具有益氣補血、健脾和胃的作用。

康老師說明

黑棗、紅棗同屬鼠李科植物棗的果實，因品種、加工方法的不同而有紅棗、黑棗之分。黑棗也稱熏棗、烏棗，圓大、肉甜、子小為上品，另有長方形較瘦長為馬牙棗，子大帶酸味。黑棗常用於補益膳食，紅棗則以補氣安神為主。

大棗

來源：為鼠李科植物棗和同屬其他植物的乾燥成熟果實。

性味：味甘、性溫。入脾經血分。含皂苷、生物鹼、黃酮、胺基酸、碳水化合物、鈣、磷、鐵、鎂、維生素A等。

效能：具有調補脾胃、益氣、生津、緩和藥性和矯味的作用。

運用：臨床觀察還有鎮定和利尿作用。婦人臟燥（相當於更年期症候群、癔病）可使用甘麥大棗湯加味，此湯可滋陰降火潤燥，可能透過其鎮定作用而取得療效。近年來有報告指出，以大棗配芹菜根水煎服，能降低血清膽固醇。腹部脹滿、大便秘結時不宜食用，中滿證忌之。

康老師說明

大棗又叫紅棗、黑棗、蜜棗。紅棗分為南棗、北棗，南棗較大而北棗較甜，紅棗又有肉棗、雞心棗之分，藥用以雞心棗為佳。如何辨別雞心棗呢？用手抓把雞心棗搖晃會有聲響，沒有聲響就是肉棗。大棗主要產地來自中國河南、山東、河北、陝西等地。目前台灣苗栗也有小面積栽種，但顆粒小，一般以鮮食為主。大棗除了入藥外，通常以鮮食、煨湯、煮粥用。

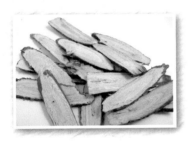

甘草

別名：國老。

來源：為豆科多年生草本植物甘草的乾燥根莖。

性味：甘、平。入脾、胃、肺、心等經。含有三萜皂苷、甘草酸、還原糖、澱粉、膠質。

效能：具有和中緩急、潤肺、解毒、調和諸藥的功效。

運用：生用治咽喉腫痛、消化性潰瘍、癰疽瘡瘍、解毒藥。

康老師說明

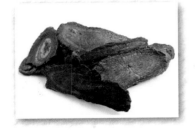

甘草正品為梁外甘草，在內陸均作為防風沙之籬笆，近年來沙塵暴肆虐，據聞與此濫墾有關。甘草市場品分為甲草、乙草、丙草、丁草等，另外市場亦出現家種甘草，有甘味之外還帶苦味。甘草本身生用降火解毒，炙用和中補氣。由於甘草內含鹽皮質激素，長期或大量服用，可能引起高血壓及水腫症狀，胸腹脹滿或嘔吐者不宜食用。

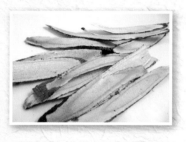

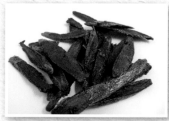

黃耆

別名：晉耆、綿黃耆、箭耆。

來源：為豆科多年生草本植物黃耆和內蒙黃耆的乾燥根。

性味：甘、微溫，入脾、肺兩經。內含有多種氨基酸、苦味素、膽鹼、葉酸、蔗糖、粘液質等成分。

效能：生用具有益衛固表、利水消腫、托毒生肌的功效。

運用：適用於自汗、盜汗、血痹、浮腫、潰久不收等症。

康老師說明

黃耆有生黃耆和蜜炙黃耆，蜜炙有補中益氣的功效，適應於脾虛泄瀉、氣虛、血脫、崩漏、血虛等症。晉耆與北耆統稱黃耆，補氣血用晉耆，若降血脂、通血路則用北耆（膜莢黃耆）。坊間有用小支黃耆蜜糖水，偽稱甜耆或野生耆，低價高賣，又有人以苜蓿根偽充黃耆，購買須謹慎。黃耆為補氣要藥，對實邪、氣實、痘瘡、血分熱者不宜使用。

肉桂

別名：官桂、油桂。

來源：為樟科植物肉桂的樹皮。

性味：辛、甘、熱，入腎、脾、心、肝等經。內含揮發油、鞣質、樹脂等成分。

效能：具有溫中補陽、散寒止痛的功效。

運用：適用於肢冷脈微、腰膝冷痛、虛寒腹瀉、痛經等症。

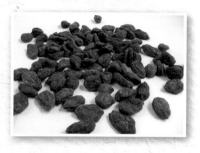

康老師說明

肉桂為樹幹之皮，樹枝之皮稱桂皮，細枝切小片稱桂枝或桂尖，樹葉則稱肉桂葉。各部分的功用不一，桂通、桂枝、桂葉一般用於香料居多，唯感冒時使用桂枝能發汗之用，但不宜過量可使人散氣。肉桂屬大熱，所以孕婦、血熱妄行、便秘、高血壓者不可使用。

枸杞子

來源：為茄科植物枸杞的成熟果實。

性味：甘、平，入肝、腎、肺等經，含有胡蘿蔔素、硫胺素、菸鹼酸、抗壞血酸、核黃素、維生素B_1、B_2等成分。

效能：具有滋腎潤肺、補肝明目的功效。

運用：適應於肝腎陰虧、腰膝酸軟、目眩、目昏多淚等症。

康老師說明

枸杞樹整株均可入藥，根稱為「枸杞根」，皮為「地骨皮」，另鮮嫩葉可炒或煎蛋。枸杞可分特貢杞、貢杞、甲杞、乙杞等，通常品質的選擇，以圓粒大而紅潤、味甘甜為上品。另外也有一種大而尖、紅帶酸，並有白粉狀，稱為鼠尾杞。而白粉狀為鹼粉之類，用於乾燥，此對人體可能產生危害，不得不慎。本品甘潤，對於泄瀉者，不宜服用。

龍眼肉

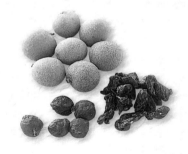

來源：為無患子科植物龍眼的果肉。
性味：甘、性溫。歸心、脾經。
效能：安神、益脾，其作用為鎮靜、健胃、滋養。
運用：主要治療與心血虛有關的神經衰弱，表現有失眠、健
　　　忘、驚悸等症狀，但單用力薄，須配合其他養血藥方，
　　　如歸脾湯。輕症者睡眠欠佳、易興奮，可用龍眼肉配百
　　　合煎湯服用。內有停飲、痰水及濕滯中滿者慎服。

康老師說明

龍眼肉又叫桂圓、福圓。因為甜又圓，所以傳統辦喜事時總是缺不了它，桂圓肉具有良好的補
血功效，坊間普遍會運用它來調補身體、泡酒或泡茶，如黑豆酒、桂圓茶等，具有藥食同源的
作用。桂圓肉最好取桂圓粒自己剝較為衛生，上品的桂圓是以木頭烘培而成，以不加糖為佳。

杜仲

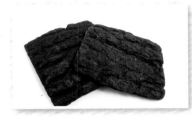

來源：為杜仲科喬木植物杜仲的樹皮。
性味：甘、溫，入肝、腎兩經。含有樹脂、糖苷、有機酸等
　　　成分。
效能：具有補肝腎、強筋骨、安胎的功效。
運用：適用於腎虛腰痛、腰膝無力、先兆流產、胎動不安、
　　　血壓高等症狀。

康老師說明

市場上杜仲均以炒過為主，正品為厚度夠而有銀絲，鹽水炒或酒炒黑，主要在破壞其膠質，煎
煉之時成分容易釋出。生品用於高血壓症較多，由於價格不低，市場常以劣品或偽品冒充，在
選擇上應注意。由於本品為溫補藥，陰虛火旺者不宜服用。

續斷

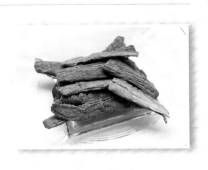

別名：六汗、接骨草。
來源：為山蘿蔔科草本植物續斷或川續斷的根。
性味：苦、微溫，入肝、腎二經。含續斷鹼、揮發油、維生
　　　素E等成分。
效能：具有補肝腎、強筋骨、通血脈、止血安胎的功效。
運用：適用於關節酸痛、腰膝酸軟、崩漏、習慣性流產、跌
　　　打損傷等症。

康老師說明

續斷顧名思義用於治療跌打瘀腫、筋斷骨折。由於出產於四川省又稱為川斷，加酒炮製又稱為
酒六汗，主要用於續筋接骨、止痛消腫。安胎崩漏則宜炒用。

骨碎補

別名：猴姜。
來源：為水龍骨科草本植物槲蕨的根狀莖。
性味：苦、溫，入肝、腎二經。含葡萄糖、澱粉、柚皮苷等
　　　成分。
效能：具有補腎、強骨、止痛、續筋骨、活血生髮的功效。
運用：適用於跌打損傷、牙齒鬆動、耳鳴等症。

康老師說明

顧名思義，骨碎補可讓骨折碎之後迅速恢復。骨碎補打碎浸酒或濃酒精，外用擦禿頭或雞眼有一定的作用。由於是溫熱藥，所以陰虛內熱暨沒有損傷瘀血者不宜服用。

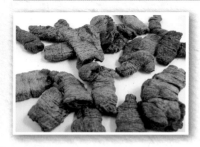

巴戟天

別名：巴戟。
來源：為茜草科植物巴戟天的根。
性味：辛、甘、溫，入脾、腎、肝等經。含維生素C、醣
　　　類、樹脂等成分。
效能：具有補腎陽、強筋骨的功效。
運用：適用於關節酸痛、腰膝無力、陽痿、少腹冷痛等症。

康老師說明

巴戟天用時亦須鹽水炮製，並去中間木心。常用於補腎壯陽藥，屬於溫熱藥，所以陰虛火旺者不宜服用。

牛膝

來源：為莧科植物牛膝或川牛膝的乾燥根。
性味：味苦、辛、性平，入肝、腎二經。
效能：補肝腎、強筋骨、活血祛瘀、通經利尿、消腫鎮痛。
運用：適應於風寒濕痿痹、四肢拘攣、腰膝痿痛、關節神經
　　　痛、水腫腳氣、月經不調、瘀血腹痛、跌打損傷等症。

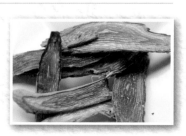

康老師說明

牛膝在商品上有淮牛膝和川牛膝之分，習慣上認為淮牛膝長於補肝腎，兼能舒筋健骨；川牛膝長於活血散瘀，兼能宣通關節，但實際上兩者功用大同小異，用藥不一定嚴格區分。月經過多及孕婦忌用牛膝。

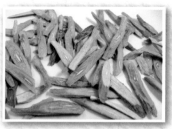

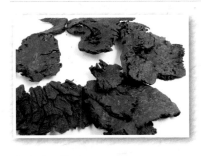

肉蓯蓉

別名：淡大芸。

來源：為列當科植物肉蓯蓉帶鱗葉的肉質莖。

性味：甘、鹹、溫，入腎、大腸經。內含微量生物鹼、甘露醇、氨基酸等。

效能：具有補腎、益精、潤燥、滑腸的功效。

運用：適用於陽痿、女子不孕、腰膝冷痛、血枯便秘等症。

康老師説明

肉蓯蓉補而不峻，叫為蓯蓉，一般入藥均有黃酒蒸製，由於含水分多、反潮，不易保存，常有發霉現象。因助陽滑腸，所以腹瀉便溏者不宜服用。

鎖陽

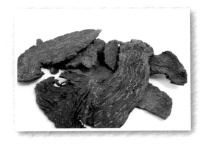

別名：小陽。

來源：為鎖陽科肉質寄生植物鎖陽的肉質莖。

性味：甘、溫，入肝、腎、大腸等經。含有三萜皂苷、鞣質等成分。

效能：具有補腎壯陽的功效。

運用：適用於腰膝痿軟、陽痿滑精等症。

康老師説明

鎖陽在《本草綱目》等書有記載，有通便潤腸的功效，但近年來發現未具有此功效。由於也屬溫補藥，故陰虛火旺、脾虛泄瀉、便秘者不宜服用。

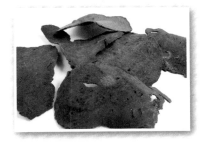

何首烏

別名：製首烏。

來源：為蓼科植物何首烏的塊根。

性味：苦、甘、澀、微溫，入肝、腎兩經。含有蒽醌類、大黃素、甲醚澱粉、卵磷脂等成分。

效能：具有補肝益腎的功效。

運用：適用於肝腎陰虧、鬚髮早白、血虛頭暈、腰膝軟弱、筋骨酸痛等症。

康老師説明

何首烏在坊間常被神化，甚至常以黃藥子來偽充。補腎益肝所使用的何首烏須經青仁黑豆、黃酒蒸製，由於補力強兼有收斂作用，故濕痰者不宜。何首烏生用因含有蒽醌類，有潤腸通便的功效，所以大便溏瀉者不宜用。

胡桃仁

別名：核桃仁、胡桃肉。
來源：為胡桃科胡桃的成熟種子。
性味：甘、溫，入腎、肺、大腸經。含有脂肪油、蛋白質、
　　　碳水化合物、胡蘿蔔素等成分。
效能：具有補腎益精、溫肺定喘、潤腸通便的功效。
運用：適用於腎虛精虧、虛寒喘嗽、腸燥便秘等症。

康老師說明

胡桃治療喘嗽大多連皮，潤腸通便則去皮。由於胡桃脂肪油含量多，容易滲油，久之會有臭油味，所以在保存上須特別注意。另陰虛火旺、痰火旺、便溏者不宜服用。

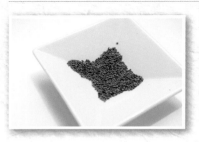

菟絲子

來源：為旋花科植物大菟絲子之乾燥成熟種子。
性味：味辛、甘、性平，入肝、腎二經。
效能：具有補腎益精、明目、止瀉、固胎的功效。
運用：適用陽痿、遺精、遺尿、腰膝痠軟、小便淋瀝、大便
　　　溏泄、目昏頭暈耳鳴、神經衰弱、習慣性流產等症。

康老師說明

菟絲子經常運用於溫陽補腎藥，入膳或煎藥需布包，菟絲子須清洗，再用鹽水炮製，因為是溫陽藥，所以便秘或小便短赤者不適宜食用。

黃精

別名：米脯。
來源：為百合科多年生草本植物黃精的乾燥根莖。
性味：甘、平，入脾、肺、腎經。含澱粉、粘液質、蒽醌類
　　　等成分。
效能：具有補中益氣、滋陰潤心肺、強筋骨的功效。
運用：適用體虛乏力、心悸氣短、肺燥乾咳、糖尿病等症。

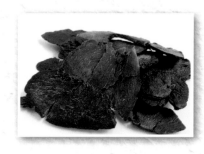

康老師說明

黃精和熟地黃一樣，質滋膩，須酒蒸製，功效較慢，所以可以久服。古人曾以蒸製過之黃精與粥配食，相當的滋補。由於本品是屬膩性，故脾虛有濕、咳嗽痰多、中寒便溏和痞滿氣滯者不宜使用。

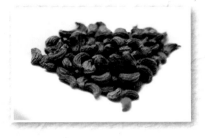

女貞子

來源：為木犀科植物女貞之乾燥成熟果實。

性味：味苦、性平，入肝、腎二經。

效能：具有強肝腎、健腰膝、烏鬚明目、鎮靜鎮痛、消炎解熱的功效。

運用：治肝腎陰虛、頭暈目昏、腰膝痠軟、鬚髮早白、煩躁失眠、遺精便秘、頸淋巴腺結核、肺結核潮熱等症。

康老師說明

女貞子因外型像人體的腎臟，所以補腎，中醫象形學說「以形益形」。女貞子常和旱蓮草配合，作為更年期腎陰虛改善用。

黑芝麻

來源：為胡麻科植物芝麻的乾燥黑色種子。

性味：味甘、性平，入肝、腎、大腸經三經。

效能：具有補肝腎、益精血、潤腸燥的功效。

運用：治頭暈眼花、耳鳴耳聾、鬚髮早白、病後脫髮、腸燥、便秘等症。

康老師說明

中醫於五行學說中之五色：青、赤、黃、白、黑，黑入腎，黑芝麻有補腎、益精血的作用，髮為腎之餘，所以黑芝麻常用於治療白頭髮，又因潤腸燥的功用，也用於改善老年便秘。

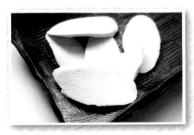

山藥

別名：淮山藥、山藥薯、淮山。

來源：為薯蕷科植物薯蕷乾燥根。

性味：甘、平，入脾、肺、腎等經。內含有皂苷、黏液質、膽鹼、澱粉、氨基酸、維生素C等成分。

效能：具有健脾補肺、固腎、帶下、小便頻數等功效。

運用：適用於脾虛氣弱、肺陰不足等症。

康老師說明

山藥古產於河南懷慶府，也叫懷山藥。由於在胃中水解作用快，所以糖尿症消渴者也可食用。以往青島山藥品質最佳，今已被河南山藥取代。坊間也有以樹薯來偽充。山藥不易保存，常以硫磺燻過，購買時須特別注意。台灣本島也有生產鮮山藥，品種眾多，有恆春山藥、嘉義山藥、花蓮山藥、南投山藥、平溪山藥等，口感較佳應是原野生種的山藥，但價格較貴。

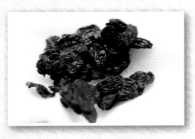

山茱萸

來源：為山茱萸科植物山茱萸之乾燥果實（去核用肉）。

性味：味酸澀，性微溫，入肝、腎二經。

效能：具有滋養強壯、補腎固精、收斂止汗的作用。

運用：治陽萎遺精、自汗盜汗、腰膝痠痛、頭暈目眩、耳鳴耳聾、小便頻多、月經過多等症。

康老師說明

山茱萸又稱棗肉，名方六味地黃丸組成的一味藥材，是中醫常用於補腎的要藥。棗肉須經過黃酒蒸製而成，由於補肝腎、澀精氣、固虛脫的功用，所以對於糖尿病之患者有降血糖的作用。性溫，所以命門火熾、肝陽上亢，及素有濕熱、小便不利者慎服。

五味子

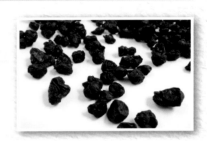

來源：為木蘭科植物北五味子樹之乾燥成熟果實。

性味：性溫，五味俱備，酸鹹為多，入肺、腎二經。

效能：具有滋養強壯、收斂固精、止汗止瀉、生津止渴、鎮咳定喘的功效。

運用：治咳嗽喘息、肺結核、疲勞倦怠、遺精陽痿、自汗盜汗、消化不良、小便頻數、久瀉久痢、健忘失眠等症。

康老師說明

五味子性溫收斂，外有表邪、內有實熱及痧疹初發者忌用。較顯著的高血壓和動脈硬化者也應慎用。本品主治肺腎虛寒之咳嗽、遺精。滋補宜熟用，治虛火宜生用，生用斂肺止咳。醋製能增強酸澀收斂作用，用於咳喘、遺精、瀉泄。

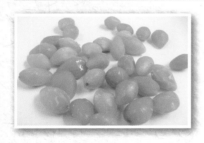

白果仁

別名：銀杏。

來源：為銀杏科植物銀杏的成熟種子。

性味：甘、酸，性平，入肺經。內含少量氰苷、赤霉素、脂肪油、氨基酸等成分。

效能：具有斂肺氣、定喘嗽、止帶濁、縮小便的功效。

運用：適應於哮喘痰嗽、白帶、白濁、遺精、小便頻數等症。

康老師說明

白果仁種皮因含有白果酸、氰化白果酸、白果亞酸等有毒成分，不可大量使用。如有中毒，可用甘草約一兩煎水服用。白果在素食餐廳或坊間用量非常大，但需炒熟加熱，使其毒性降低，尤其白果胚芽最甚。本味藥斂肺氣，所以咳嗽痰稠不利者慎用。

芡實

別名：雞頭實、雞頭。
來源：為睡蓮科水生草本植物芡實的成熟種仁。
性味：甘、澀，性平，入脾、腎二經。內含有蛋白質、脂
　　　肪、醣類、鈣、磷、鐵、維生素C等成分。
效能：具有補腎固精、健脾止瀉、祛濕止帶的功效。
運用：適用於白帶、遺精、遺尿、尿頻、泄瀉等症。

康老師說明

芡實常與蓮子、淮山藥、茯苓、薏仁等配合，亦就是坊間四神湯，用來醒脾健胃，若要改善尿
蛋白症，可加少許白果仁。

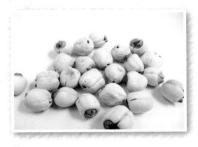

蓮子

來源：為睡蓮科植物蓮之乾燥種仁。
性味：味甘、澀，性平，入心、脾、腎三經。
效能：具有清心益腎、固脾止瀉、收斂鎮定、滋養強壯的作
　　　用。
運用：適用於脾虛泄瀉、久痢、白濁、遺精、神經衰弱、失
　　　眠、崩漏帶下等症。

康老師說明

蓮子有鮮品及乾品。蓮子要去心蕊，蓮子心味苦性寒，有清心瀉熱的效用。蓮子則會養心安
神。蓮子在烹煮時，不可浸泡冷水，因為浸泡冷水後會煮不爛，直接加熱煮熟即可。

薏苡仁

別名：薏米、薏仁。
來源：為禾本科植物薏苡的種仁。
性味：甘、淡、涼，入脾、胃、肺經。含有蛋白質、脂肪、
　　　醣類、氨基酸、薏苡素，根含有脂肪油等成分。
效能：具有補脾、補肺、清熱利濕的功效。
運用：適應於泄瀉、濕痺、筋脈拘攣、屈伸不利、水腫、腳
　　　氣、肺痿、淋濁、白帶等症。

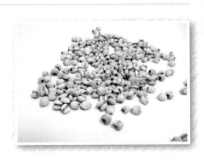

康老師說明

薏苡仁分大薏仁、小薏仁、糯米薏仁，口感好吃則以糯米薏仁為佳。薏仁治療扁平疣和水腫效
果頗佳，在食療上作粥品或湯羹類均可。市場上有看到以麥類偽充小薏仁，購買時要特別注
意！

白扁豆

來源：為豆科藕豆之乾燥成熟種子。

性味：味甘、性微溫，入脾、胃二經。

效能：具有和中健胃、消暑化濕解毒、滋養緩和的作用。

運用：治暑濕霍亂、瀉痢嘔吐、煩渴、帶濁、酒毒、食物中毒、下痢腹痛等症。

康老師說明

白扁豆是參苓白朮散中的一味藥，主要作用為和中健胃，因性溫，所以有外邪傷寒者忌用。白扁豆運用時以炒過為佳。扁豆有白、黑、紅等顏色，白的叫白扁豆，黑色叫鵲豆，紅褐色叫紅雪豆，入藥主要用白扁豆，不僅可消暑，還有健脾止瀉的作用。

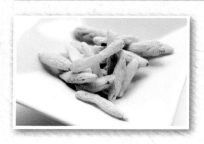

麥冬

別名：寸冬、大麥冬、麥門冬。

來源：為百合科多年生草本植物麥冬和山麥冬屬數種植物的肉質塊根。

性味：甘、微苦、微寒，入脾、胃、心經。含有固體皂苷、粘液質、β穀固醇、維生素、氨基酸等成分。

效能：具有養陰潤肺、清心除煩、益胃生津的功效。

運用：適用於肺燥乾咳、吐血、咯血、肺痿、虛勞煩熱、熱病傷津、便秘等症。

康老師說明

麥冬原名麥門冬，使用上曾以去不去芯而產生爭執，因會產生「煩」的副作用，故須去芯，但近代臨床研究不去芯的麥冬並未產生「煩」的感覺。市售麥冬良莠不齊，為漂亮也有使用肥皂水洗淨或燻磺，購買時應注意。本味藥材甘潤微寒，痰濕咳嗽或脾胃虛寒泄瀉者不宜服之。

百合

別名：大百合、蘇百合。

來源：為百合科植物百合之肉質鱗片。

性味：甘、微苦、微寒，入肺、心經。含有多種生物鹼、澱粉、蛋白質、脂肪等成分。

效能：具有潤肺止咳、清心安神的功效。

運用：適用於陰虛久咳、痰中帶血、虛煩驚悸等症。

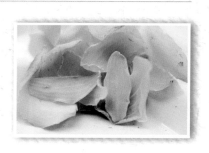

康老師說明

市售百合可分蘇百合（小百合）、菜百合（大百合）兩種，常因燻磺的因素，故在口感上帶酸味，鮮品較無此問題，但鮮品不耐儲存應注意，鮮品較適合拌炒，乾品則適合煮湯。百合為甘寒滑利之品，所以風寒咳嗽及中寒便溏者忌服。

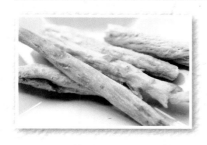

北沙參

來源：沙參一般指北沙參，為傘形科植物珊瑚菜的乾燥根
〔一說：桔梗科植物沙參之乾燥根（可能指南沙
參）〕。

性味：味甘、苦、性微寒，入肺經。

效能：具有清肺火、養肺陰、除虛熱、鎮咳祛痰、滋補的作
用。

運用：治肺虛咳嗽、咯痰不爽、肺結核咳嗽、支氣管炎、虛
熱燥咳等症。

康老師說明

沙參滋膩濡潤，不利於透發表邪，故咳嗽而有實熱、脈實、苔膩者不宜用。風寒咳嗽及中寒便
溏者禁服；痰熱咳嗽者慎服。習慣上沙參多用於體虛者的慢性咳嗽，而外感初起、急性上呼吸
道炎、急性氣管炎之咳嗽一般不用。如果必須使用時，也要配伍葛根、淡豆豉、山梔皮等以助
解表清熱。北沙參滋補作用較強，南沙參祛痰作用較好。

玉竹

別名：萎蕤、葳蕤。

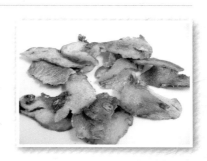

來源：為百合科植物玉竹之乾燥根莖。

性味：味甘、性微寒，入肺、胃二經。

效能：具有養陰潤燥、生津止渴、滋養強壯、補中益氣、潤
腸通便的作用。

運用：適應於虛勞發熱、心煩口渴、肺燥乾咳、口乾咽痛、糖
尿病、多尿、遺精、自汗、身體虛弱、病後體弱等症。

康老師說明

現代試驗中，發現玉竹有類似腎上腺皮質激素的作用。清補涼方面，中國南部民間於夏秋季暑
熱或秋燥時，常用玉竹、沙參、蓮子、百合、淮山、扁豆等組合成方，有清熱、平補而帶涼潤
作用，故名「清補涼」，對消除感暑煩燥或燥熱有一定的幫助，並有輕度的潤燥通便作用。

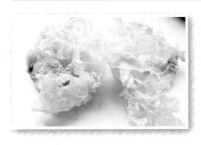

銀耳

別名：白木耳、雪耳。

來源：為銀耳科植物銀耳的子實體。

性味：性平、味甘淡，入肺、胃經。

效能：具有滋陰潤肺、益氣養胃、強心補腦的作用。

康老師說明

銀耳常與蓮子、百合、紅棗燉煮，為一道生津、補氣、潤燥
的聖品。銀耳與空氣結合容易氧化，色澤由白變黃為正常之
色，顏色太白又有酸味，有可能燻過硫磺，不宜食用。

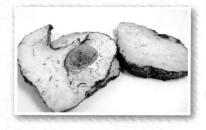

茯神

來源：多孔菌科真菌茯苓的菌核。

性味：甘淡、平，入心、脾、腎經。

效能：具有利水滲濕、健脾、安神的作用。

康老師說明

茯苓、茯神、赤茯苓三種同屬茯苓的菌核。在臨床應用上分為：除去外皮後外層呈淡紅色部分稱赤茯苓；內層白色部分為白茯苓；茯神則是中間有細木穿過；外皮稱為茯苓皮。赤茯苓與茯苓皮偏於利濕，茯苓重於健脾，茯神則用於安神。所以在養生膳食運用上，會有不同的配伍選擇。

遠志

來源：為遠志科植物細葉遠志抽去其中間木心之乾燥根皮，故名遠志通。

性味：味苦、辛、性溫，入心、腎二經（能通腎氣，上達於心）。

效能：具有洩熱、強心、益智、安神、祛痰、消癰腫的功效。

運用：用治驚悸健忘、多夢失眠、咳嗽痰多、支氣管炎、喘息、癰疽瘡腫等症（癰疽皆屬七情病引發的，憂鬱惱怒而得散鬱功能）。

康老師說明

遠志陰虛火旺、脾胃虛弱者慎服。用量不宜過大，以免引起噁心嘔吐。過去有人認為遠志能益精強志、治健忘，但實際上遠志無此效力，前人早有反駁，說遠志「用於豁痰利氣則可，若謂益精強志則不能」。

浮小麥

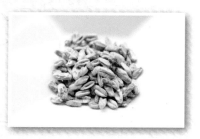

來源：為禾本科植物小麥未成熟的瘦小麥粒。

性味：味甘、淡、性涼，入心經。

效能：具有澀斂止汗、養心益氣、退虛熱、利小便的作用。

運用：治自汗盜汗、諸種虛汗症、骨蒸勞熱、失眠、臟躁等症。

康老師說明

浮小麥以能浮在水面者為佳，生用或炒用，產婦常用來作為退乳用的是麥芽，和浮小麥並不相同，浮小麥配合甘草、雞心棗，有改善臟躁症的功效。

珍珠

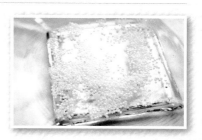

來源：為軟體動物蚌類或珍珠貝的病態產物，用其有核珍
　　　珠，也可用珍珠層粉。
性味：味甘、鹹、性寒，入心、肝二經。
效能：具有安神定驚、明目消翳、解毒生肌的功效。
運用：治心悸抽搐、痰熱驚癇、胃潰瘍病等症（珍珠層
　　　粉），外用治瘡瘍。

康老師說明

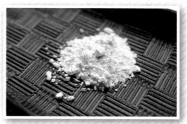

珍珠研粉要極細磨，將雜質去掉，才不致會傷人臟腑和結
石。珍珠主要含有碳酸鈣，磷酸鈣含量極少，珍珠品質良莠
不齊，常有贗品充斥，購買要慎選。

菖蒲

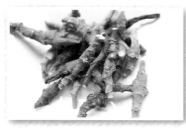

來源：為天南星科植物水菖蒲或石菖蒲之乾燥根莖。
性味：味辛、性溫，入心胞經。
效能：具有芳香健胃、開竅豁痰、驅風去濕、鎮靜鎮痛、解
　　　毒殺蟲、利尿的功效。
運用：用於癲狂驚厥、痰厥昏迷、風寒濕痺、噤口毒痢、消
　　　化不良（制止腸胃異常發酵）、胃腸炎、腹痛（解除
　　　腸胃平滑肌痙攣）等症。

康老師說明

石菖蒲與水菖蒲（又稱建菖蒲）比較：功用近似，但石菖蒲
辛香的氣味較濃，通竅作用較強，故多用之，其鮮品（鮮菖
蒲）用於高熱神昏療效更好。另有九節菖蒲，為阿爾泰銀蓮
花的乾燥根莖，質較優，芳香開竅之力較石菖蒲更勝。石菖
蒲有陰血虧虛、陰虛陽亢、滑精者要慎服。

胡椒

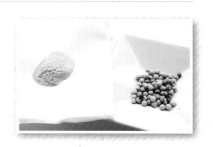

來源：為胡椒科植物的果實。
性味：性熱、味辛，入大腸、胃經。
效能：具有祛胃寒、消寒痰、化食積的作用。

康老師說明

胡椒有黑、白之分，又稱川椒。胡椒刺激性比辣椒小，但不
宜過量，少量能健胃，大量則會刺激胃黏膜而引起充血。也
因大辛大熱，所以像紅斑性狼瘡、癰疽腫毒、胃潰瘍、十二
指腸潰瘍出血、痔瘡等均不宜食用。

淡豆豉

來源：為豆科植物大豆之種子加工而成。
性味：味苦、性寒，入肺、胃二經。
效能：具有解表除煩、消炎解毒、助消化的功效。
運用：治傷寒頭痛、惡寒發熱、煩躁悶滿、胸中煩熱、懊憹
　　　不眠、消化不良、腸炎泄瀉、血痢溫瘧、斑疹等症。

康老師說明

淡豆豉有退乳作用，哺乳婦女不宜用。胃虛欲嘔者亦要忌用。生豆豉民間常用來醃製醬菜，經
過發酵而成為淡豆豉，發酵過程加入桑葉或青蒿、蘇葉、麻黃等藥材，所以無外感風寒者忌
用。

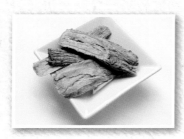

防風

來源：為傘形科植物防風之乾燥根。
性味：味辛、甘、性微溫，入膀胱、肝、肺、脾、胃五經。
效能：具有解表發汗、祛風勝濕、鎮痛解熱、鎮痙祛痰的功
　　　效。
運用：治外感表症、頭痛、偏頭痛、肢體疼痛、風寒濕痺、關
　　　節炎、目紅腫痛、破傷風、四肢攣急等症。

康老師說明

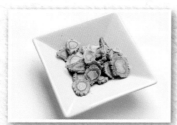

防風配白朮、黃耆就是玉屏風散，專治氣虛感冒。若血虛痙
急、頭痛不因風寒（內傷頭痛）、泄瀉不因寒濕、火升發嗽、
陰虛盜汗、陽虛自汗者禁用（體虛風動發痙者慎服，肝陽上亢
頭痛眩暈者禁服）。防風有長防風與圓防風兩種，因開片切法
不一樣的關係，也稱關防風或東防風。

桂枝

來源：為樟科植物肉桂樹之乾燥細椏枝。
性味：味辛、甘、性溫，入肺、心、膀胱三經。
效能：具有發汗解肌、溫經通絡、驅風鎮痛的作用。
運用：治風寒表證、惡寒發熱頭痛、肩臂肢節疼痛、關節
　　　炎、神經痛、經閉腹痛、逆上性頭痛、腸疝痛、痰飲
　　　水腫等症。

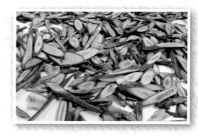

康老師說明

桂枝是溫性藥材，常運用於滷味或作為辛香料用，一般陰虛陽盛、喉症、血症者忌用。桂樹一
身是寶，葉子為桂葉，大小芽枝為桂枝、桂尖，枝幹扒起的枝皮為桂通，粗幹厚皮有油脂為肉
桂，桂枝、桂尖、桂通為發汗解肌或香料用，肉桂則有引火歸元、溫經通絡的效用。

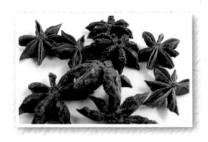

大茴香

來源：為木蘭科植物八角茴香的果實。
性味：性溫、味辛甘，入脾、腎經。
效能：具有散寒、溫陽、理氣、開胃的功效。

康老師說明

大茴香因形狀的關係又稱為八角，習慣上用於烹飪或滷味。
大茴香性溫熱、辛辣，雖有刺激胃腸道血管、增加胃腸蠕動
的作用，但陰虛火旺體質的人要避免，像紅斑性狼瘡、目赤
腫痛、便秘等。

小茴香

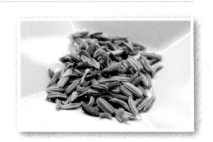

來源：為傘形科植物茴香的果實。
性味：性溫、味辛，入膀胱、胃、腎經。
效能：具有溫腎散寒、理氣開胃、解魚肉毒的功效。

康老師說明

小茴香莖葉為茴香菜，也叫香絲菜，是五香調味料必需品。
小茴香中的茴香油可提取作為驅風劑。小茴香是屬辛熱之
劑，陰虛火旺體質者勿食，避免助熱上火。

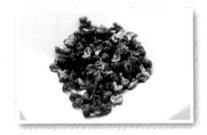

花椒

來源：為芸香科植物花椒的果皮。
性味：性溫、味辛、有小毒，入脾、肺、腎經。
效能：具有散寒、芳香健胃、溫中散寒、解魚腥毒的效用。

康老師說明

花椒又叫蜀椒或椒紅，品種和產地的關係，有綠麻椒、大紅
袍等。花椒是調味料中不可或缺的，也是一味傳統中藥材，
作用於命門虛衰，專補命門真火。因花椒性熱，凡陰虛火旺
體質或懷孕婦女不宜食之。

桂花

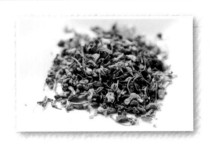

別名：九里香。
來源：為木犀科植物木犀的花。
性味：性溫、味辛，入肺、胃經。
效能：具有溫肺散寒、暖胃止痛的功效。

康老師說明

民間常用於茶飲、泡酒或製茶用之香料，也有用於糖製加工
蜜餞，由於味辛溫，適用於胃寒疼痛、噯氣飽悶體質之調理。

生薑

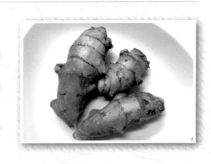

來源：為薑科植物之新鮮根莖。

性味：味辛、性微溫，入肺、脾、胃三經。

效能：具有發表散寒、溫中止嘔、鎮咳消痰、行水解毒的功效。

運用：治風寒感冒、噁心嘔吐、痰飲咳逆、胸腹脹痛、消化不良、食慾不振等症。

康老師說明

生薑是菜也是藥，許多寒性蔬菜，皆會加入少許生薑，使其性較為溫平，因此，陰虛有熱及瘡癰者忌用。生薑與生薑皮的功效上有點不一樣，用於風寒感冒不宜去皮，若生薑腐爛則不宜使用，一般保存生薑可放置濕沙中，即不易腐壞。

參考書目

王煥華編著（2006）。《中華食物養生大全》。廣州：廣東旅遊出版社。

顏正華主編（1991）。《中藥學》。台北：知音出版社。

譚興貴主編（2003）。《中醫藥膳學》。北京：中國中醫藥出版社。

國家圖書館出版品預行編目資料

四季養生素食藥膳 / 康金龍, 蘇美華作. --
初版. -- 新北市 : 葉子, 2017.01
面; 公分. --（銀杏）

ISBN 978-986-6156-20-5（平裝）

1.藥膳 2.養生 3.素食食譜

413.98   105024488

銀杏 Ginkgo

四季養生素食藥膳

作　　者 / 康金龍、蘇美華
出　　版 / 葉子出版股份有限公司
發 行 人 / 葉忠賢
總 編 輯 / 閻富萍
美術設計 / 彭于珊
攝　　影 / 馬立芸

地　　址 / 新北市深坑區北深路三段 260 號 8 樓
電　　話 / 886-2-8662-6826
傳　　真 / 886-2-2664-7633
服務信箱 / service@ycrc.com.tw
網　　址 / www.ycrc.com.tw

印　　刷 / 彩之坊科技股份有限公司
ＩＳＢＮ / 978-986-6156-20-5
初版一刷 / 2017 年 1 月
定　　價 / 新台幣 350 元

總 經 銷 / 揚智文化事業股份有限公司
地　　址 / 新北市深坑區北深路三段 260 號 8 樓
電　　話 / 886-2-8662-6826
傳　　真 / 886-2-2664-7633